Jenny Windels · Eutonie mit Kindern

Jenny Windels

Eutonie mit Kindern

*Mit einem Vorwort
von Gerda Alexander*

Kösel-Verlag München

Übersetzung aus dem Holländischen: Erika Spitzers-Rech, Deventer.
Die Originalausgabe erschien unter dem Titel »Eutonie bij kinderen« bei Uitgeverij Ankh-Hermes bv, Deventer.

An dem Zustandekommen dieses Buches wirkten mit:
E. Wauters-D'haen, Frans Verijser, Jos Acoe (Fotos), Johan van Neste, Rosa Spekman.

ISBN 3-466-30261-7
© 1981 Uitgeverij Ankh-Hermes bv, Deventer
© 1984 für die deutsche Ausgabe by Kösel-Verlag GmbH & Co., München
Printed in Germany. Alle Rechte vorbehalten
Gesamtherstellung: Kösel, Kempten
Umschlag: Günther Oberhauser, München

Inhalt

Vorwort 7

Einleitung 8

1. Eutonie in der Sonderschule 11
Die Kinder, über die wir sprechen 11
Wie denken die anderen darüber 14
Die Veränderungen sind spürbar 16
Die Bedeutung der Eutonie 22

2. Die Grundprinzipien der Eutonie 27
Das Entstehen von Körpergefühl, wodurch Bewegungen verursacht und neue Bewegungsabläufe möglich werden .. 27
»Toucher« und »Kontakt«, die Beziehung zwischen Körper und Objekt 35

3. Anwendungsmöglichkeiten 42
A. Grundsätzliche Gedanken zur Anwendung von Eutonie . 42
Guck mal! ... ein »neuer« Pullover! 42
Ich wäre so gerne ein anderer Junge 43
Die Rädchen rollen lassen 45
Wir schießen eine Rakete ab 49
Oh! ... wie warm! 54
Was ist da drin? 59
Ich fühl' es noch immer! 62
Festen Boden unter den Füßen 66
Zeichnen mit 74
Zielen 84

B. Das Schreiben: Gebrauch des Materials und Kontakte
   mit der Umwelt 89
Welche leichte, zarte Hand hat dies gemacht? 89
Akrobatik 93
Das Schreiben erfordert viel Koordinationsarbeit 103
Die Wirkung auf die Atmung 120
Wo soll ich hin? 121
Der Manipulator 127
Grundformen und Verbindungen beim Schreiben 133

4. Welches Material wird in der Eutonie verwendet? 138
Die Bedeutung des »Mobiliars« beim Schreiben 138
Die Vorteile des Kastanienkissens gegenüber dem Ball . . . 139
Eine Aufzählung des angewandten Materials 142

Schlußwort 148

Literatur 151

Vorwort

Ich möchte Jenny Windels von Herzen zu der vorliegenden Arbeit beglückwünschen. Eine begnadete Erzieherin hat hier die Ideen der Eutoniepädagogik in schöpferischer Weise für die Gegebenheiten der Sonderschule verwirklicht. Ihre Anregungen sind aber ebenso gültig für allgemeine Kindergarten- und Grundschulerziehung.

Ich hatte zweimal Gelegenheit, verschiedene Gruppen ihrer Schüler in ungewohnter Umgebung mit fremden Zuschauern völlig frei und gesammelt miteinander arbeiten zu sehen – ein Erlebnis, das ich nicht vergessen kann, da ich aus eigener Erfahrung die Schwierigkeiten dieser Arbeit kenne.

Möge der vorliegende Bericht eine Neuorientierung im Sinne einer körperlich-geistigen Ganzheitserziehung einleiten, nicht nur in der Sonderschule, sondern vor allem auch in der Lehrerausbildung.

Gerda Alexander

Einleitung

Die Eutonie ist in Pädagogenkreisen nahezu unbekannt. Lehrkräfte und Eltern, die die Eutonie kennengelernt haben und daher wissen, was eine ausführliche und tiefgründige Arbeitsmethode bedeuten kann, werden sich fragen: »Ist Eutonie auch bei Kindern anzuwenden und besonders bei Schülern in der Sonderschule?« Neben Zitaten und Verweisen auf das Buch über Eutonie von D. Digelmann (1971) und die Bücher von Gerda Alexander (1976, 1977) finden Sie in diesem Buch Berichte über die praktische Arbeit und die Anwendung der Eutonie bei Kindern, vor allem in der Sonderschule. Man wird allerseits mit mir einer Meinung sein, daß das Schreiben über Eutonie schwirig ist. Das »In-Worte-Fassen« der Übungen und des Erlebens ist eine eigene Sprache, die ihre Form und ihren Inhalt erst im Schüler selbst bekommt. Die Sprache klingt fremd in den Ohren derjenigen, die keine Eutonie üben. Frau Alexander hatte deshalb auch Grund genug, lange mit der Veröffentlichung ihrer Arbeit zu warten. Außerdem gibt es Resensibilisierungsübungen, die man durch Lesen allein nicht erfassen kann, sondern die ausgerichtete Eutonieübungen erfordern.
Die Eutonie wurde uns in der Internationalen Gruppe (Alexander 1977, S. 193–198) von Gerda Alexander auf eine empirische Weise übermittelt, und wir lernten so den Sinn dieser Methode und die Grundbegriffe kennen, worauf sie sich stützt. In diesem Buch über die praktische Arbeit in der Schule werden die eutonischen Grundbegriffe auf verschiedene Weise zitiert, betrachtet und besprochen, und zwar jeweils angepaßt an die Art des Kindes und an die verschiedenen Tätigkeiten. Bei einer speziellen Übung verweise ich z.B. auf einen bestimmten Grundbegriff, der jedoch an die Bedürfnisse des jeweiligen Kindes oder an die jeweilige Tätigkeit angepaßt ist. Hierdurch

wird der Grundbegriff zwar unvollständig erläutert, aber jedesmal aufs neue von einer bestimmten Seite aus beleuchtet und besprochen, und zwar nach den speziellen Zielsetzungen für das jeweilige Kind oder die neue Tätigkeit. So erweitert sich der Inhalt des Grundbegriffes und erhält seine volle Bedeutung durch die verschiedenen Situationen.

Bei manchen Tätigkeiten kann die Aufmerksamkeit auf mehrere Grundbegriffe gerichtet werden und zwar als Wiederholung, als ein erworbenes Eigentum, oder als eine Kombination verschiedener Akzente.

Die Pädagogik, Methodik und Didaktik der Grundschule können von einer Basis-Eutonie aus näher und eingehender erklärt, betont und wieder aufgefrischt werden. Der Zustand, den die Eutonie bei einem Menschen verursacht, nämlich ein völliges Offensein für andere und für das Leben, ohne sich selbst dabei zu verlieren, führt zu einem neuen Lebensgefühl und einer neuen Einstellung. Sie erweckt im Lehrer die Initiative und das Interesse um dem vielseitig und »weitgefächerten« Schulleben besondere Aufmerksamkeit zu schenken, und durch Beobachtung und Erfahrung stets neue Anwendungsmöglichkeiten auszubauen.

Die Erziehung der ganzen Person, die psychomotorische Resensibilisierung und die Fachkenntnisse werden durch eine eutonische Arbeitsweise stark beeinflußt. In Zusammenarbeit mit dem Rektor und den Klassenlehrern unserer Schule sind mehrere Fächer von dieser Seite aus eingehend untersucht worden, wie z. B. Werken, Handarbeit, Rechnen und Schreiben. In diesem Buch besprechen wir hauptsächlich die Erziehung der ganzen Person, die psychomotorische Resensibilisierung und die Didaktik des Schreibens.*

Daß die Einsicht, die Eutonie bei Kindern anzuwenden, wuchs, ist der täglichen, erfolgreichen praktischen Arbeit mit einer ansehnlichen Schülerzahl zu verdanken. Nach den einige Jahre lang durchgeführten Versuchen, bekommen die drei unteren

---

* Über die Anwendung der Eutonie im Rechenunterricht erscheint ein anderes Buch.

Klassen jetzt intensiven Eutonie-Unterricht. Einigen älteren Schülern wird auch noch individuell geholfen.

Die Namen der Kinder wurden geändert, die Verhältnisse, Tatsachen und Ausdrücke sind jedoch authentische Wiedergaben der Wirklichkeit.

Ich hoffe, daß die Beispiele aus der praktischen Arbeit dazu beitragen, die theoretischen Hintergründe zu verdeutlichen. Diese beschriebene praktische Arbeit – eine Auswahl aus vielen Unterrichtsstunden verteilt über mehr als zehn Jahre – und die begleitende Theorie ergeben natürlich noch kein Eutonieprogramm, sondern bringen von der Methode nur ein kurz zusammengefaßtes Bild.

Wenn es einem Lehrer oder einem Elternteil von Natur aus gegeben ist, »eutonisch« zu sein oder einen ausgeglichenen Spannungszustand in Hinsicht auf sich selbst und die Schüler zu besitzen (so drückt Gerda Alexander das aus), dann wird er in der Beschreibung der Anwendungen praktische Dinge finden, die bekannt und durchführbar sind, denn Eutonie erhebt den Anspruch auf natürliches Verhalten, soweit es nicht verlorengegangen oder verbildet ist.

Ich hoffe, daß ich in diesem Buch die vielen Möglichkeiten der Eutonie und ihre motivierende Wirkung auf die Kinder während ihrer Schulzeit zum Ausdruck bringen konnte.

1. Eutonie in der Sonderschule

Die Kinder, über die wir sprechen

Seit mehr als zehn Jahren unterrichte ich in einer Sonderschule für geistigbehinderte Kinder in Gent in Belgien. Die Kinder unterscheiden sich von ihren Altersgenossen der normalen Grundschule durch einen Lernrückstand von 2 bis 4 Jahren und durch eine kindlichere und weniger strukturierte Persönlichkeit. Im allgemeinen fehlt es ihnen an Interesse und an geistiger Konzentration. Es ist ein naheliegender Gedanke, daß die Mißerfolge und die schlechten Schulergebnisse eine Ursache für viele Unannehmlichkeiten und für persönlichen Kummer sind, vor allem in einer Gesellschaft, in der man geneigt ist, den guten Schüler zu loben und zu belohnen. Außerdem kommen viele dieser Kinder aus verwahrlosten Verhältnissen. Einige von ihnen müssen in einer ausgesprochen funktionsgestörten Familiensituation aufwachsen. Ihr eigenartiges, unpassendes Benehmen wird von ihrer Umwelt nur schwer akzeptiert und begriffen, und sie reagieren meistens ärgerlich und ungeduldig. Durch das negative Verhalten und das Sicheinmischen der Erwachsenen werden die Kinder unsicher, zweifelnd, ängstlich und unstet. Sie sind verwundert über ein derartiges Reagieren, weil sie nicht erkennen können, daß sie etwas verkehrt gemacht haben. Dieses Nichterkennen führt zu Minderwertigkeitsgefühlen. Deshalb sind sie gezwungen, sich in den meisten Fällen auf das Urteil des Lehrers zu verlassen. Weil sie für ihre Leistungen seine Anerkennung brauchen, stellen sie immer wieder Fragen wie z. B.: »Hab ich's gut gemacht?« – »Muß ich es so tun?« Wenn man ihnen jedoch Aufgaben stellt, die ihrer geistigen Entwicklung entsprechen, und wenn sie diese dann erfüllen können, sind sie sehr froh

über das Neue, das sie selbst entdeckt haben und darüber, daß sie etwas mit gutem Erfolg leisten konnten.
Dann fühlen sie einen inneren Drang, ihren günstigen Eindruck zu äußern und zu bekräftigen, indem sie stets von neuem wiederholen: »Ich hab' gut gearbeitet, nicht wahr?« – »Ich hab' getan was ich konnte.« – »Ich bin nicht so dumm wie man denkt.« Tatsächlich, die Resultate beweisen, daß sie doch fähig sind »sozio«-schulische Kenntnisse zu erwerben, daß sie angemessen Lesen, Schreiben und Rechnen lernen. Durch das Üben in der Eutonie erfühlt man weitgehend das Verhalten und die Haltung eines Menschen. Gerda Alexander (1977, S. 41) schreibt: »Die Spannungen des Schülers werden sofort im eigenen Körperbewußtsein des Beobachters empfunden.«
So erinnere ich mich an einen Tag in Löwen im Jahre 1972, an dem ich Frau Alexander meine Schüler in ihrer eutonischen Arbeit vorstellte. Plötzlich ging sie auf ein kleines Mädchen zu, um sie kennenzulernen. Sie gab ihr die Hand und die Kleine sagte ihren Namen. Nach dem Unterricht sagte mir Gerda Alexander: »Der Hals dieses Mädchens ist sehr verkrampft.« Wie konnte sie das wissen? Es war tatsächlich so, Grete hatte Schwierigkeiten beim Sprechen; sie hatte in ihrer schweren Kindheit große Angstzustände erlebt und diese Angst zeichnete sich auf ihrem Körper ab.
Viele dieser Kinder sind nicht nur ängstlich, sondern sie besitzen auch kaum Möglichkeiten, ihre eigenen Aggressionen zu verbergen oder sie in bestimmte Bahnen zu lenken. Man findet Kühnheit, Wutausbrüche, Aggressionen, Regressionen und Furcht.
Matthias (8 Jahre, I.Q. 80) ist ein gutherziger Junge. Er kann sehr freundlich, aber auch sehr aggressiv sein. Er verspricht sehr schnell, daß er nicht mehr ungezogen sein wird, aber ebenso schnell vergißt er es wieder.
Eines Tages kommt er zu mir in die Klasse und sagt auffallend freundlich »Guten Tag!« Er beobachtet mich aus der Nähe und beginnt mit mir zu sprechen. Ich nehme an, daß auch die anderen Kinder kommen werden und höre ihm wartend zu. Da kommt plötzlich ziemlich aufgeregt seine Klassenlehrerin herein: »Mat-

thias muß sofort zurückkommen, er ist aus der Logopädiestunde weggelaufen, in der er sehr aggressiv war. Er wollte seine Strafarbeit nicht machen und ist dann weggelaufen.« Wütend hatte er mit beiden Händen sein Pult aufgehoben und der Lehrerin gedroht, es ihr an den Kopf zu werfen und gleichzeitig geschrien: »Es ist hier immer dasselbe!«

Er kann freundlich und schmeichelnd sein, aber ebenso eifersüchtig und böse. So beginnt er zu singen, wenn die Lehrerin mit einem anderen Kind spricht; oder er liest seine Aufgaben so übertrieben schnell, daß die Lehrerin nicht sagen kann: »Halt, der nächste!« Auch wenn die anderen Kinder das Wort ergreifen, brummt er vor sich hin und ruft: »Es sind immer dieselben, die an die Reihe kommen, siehste, hm!«

Jede Situation, und ist sie auch noch so unwichtig, kann ihn wütend machen, denn er verträgt es nicht, wenn man ihn in irgendeiner Weise in seinem Tun stört.

Während der Rechenstunde müssen die Kinder Zahlen aufschreiben, von denen die Summe 12 ist. Weil sie die Zahlen an beide Seiten einer vertikalen Linie schreiben, nennen sie diese Übung den »Zwölferstock«. Matthias, der sich während der Rechenstunde bereits sehr anstrengt, schreibt die Zahlen auf einmal sehr klein und nah untereinander in eine Reihe, die dadurch sehr kurz wird. Plötzlich sieht er bei seinem Freund, der mehr Platz zwischen den aufeinanderfolgenden Zahlen frei läßt, einen langen »Stock« entstehen. Matthias beginnt zu murren. Im Grunde ärgert er sich, daß sein »Stock« so kurz ist, aber um sein Gefühl zu verbergen, beginnt er seinen Freund zu verspotten und ruft herausfordernd: »Ha, guck mal da, so'n langer Stock!« Er wird unruhig und verstärkt seinen Angriff. Seine schwarzen Augen glänzen vor Wut. Er bewegt sein Kinn hin und her und nimmt dem Stefan sein Lineal aus der Hand, um zu verhindern, daß dieser weiterarbeiten kann. Stefan, der gerade eine Linie zieht, erschrickt, wehrt sich und ruft: »Fräulein, der Matthias nimmt mir mein Lineal weg!« Nach diesem Zwischenfall bleibt Matthias so unruhig und nervös, daß er nicht mehr imstande ist, richtige Antworten zu geben und die Aufgaben zu lösen. Als seine Klassenkameraden ihre Aufgaben abgeben, ist Matthias noch nicht fertig. Er kann die Geduld nicht mehr aufbringen, seine Arbeit zu Ende zu schreiben und versucht, sein Heft hastig zu verstecken.

Wie denken die anderen darüber

Viele Eltern erinnern sich an die Nöte und Schwierigkeiten, die ihr Kind in der normalen Schule mitgemacht hat. Sie können ihr Erstaunen nicht verheimlichen, wenn sie schon nach einigen Wochen sehen, wie ihr Kind »wieder auflebt«.
Wir sind davon überzeugt, daß der Schüler es schaffen wird, sich einen großen Teil des grundlegenden Lehrstoffes anzueignen, wenn in einer ruhigen Atmosphäre gearbeitet wird, wenn der Lehrer sich stets wieder aufs neue Zeit nimmt, um den Schüler auf eine ihm gemäße Weise anzufassen und ihn zu begeistern, wenn er im richtigen Tempo vorgeht, wenn die Unterrichtsstunden regelmäßig besucht werden und wenn dem Kind individuell oder in kleinen Gruppen geholfen wird. Wir sind immer wieder erstaunt, wie willig die Kinder sind, wieviel Mühe sie sich geben, und daß sie sogar aus eigenem Antrieb noch mehr Aufgaben machen: »Guck mal, Fräulein, weil ich so gerne rechne, hab' ich noch ein paar Aufgaben mehr gemacht.«
Die Eltern dieser Kinder merkten schon nach kurzer Zeit, daß sie keine Mühe mehr hatten, ihre Kinder zur Schule zu schicken. Im Gegenteil, schon früh morgens sind sie fertig und warten auf ihre Schulkameraden und auf den Schulbus. In der Schule fühlen sie sich untereinander und miteinander als gleichwertige »Freunde«, und von ihren Lehrern so akzeptiert, wie sie sind. Bei einer ersten Begegnung sagen die Eltern: »Es ist für uns beinahe unbegreiflich! Wir hätten nie auf ein solches Ergebnis zu hoffen gewagt! Unser Kind hat sich so sehr verändert und das in so kurzer Zeit!«
Das war auch der Fall bei einem siebenjährigen Jungen, Bernd (I.Q. 70), bei dem sich nach einigen Monaten eine so günstige

Entfaltung zeigte, daß der Vater daran dachte, ihn wieder in die alte Schule zurückzuschicken.

Die Eltern eines kleinen Mädchens, Kim (7 Jahre, I.Q. 73), waren so glücklich, daß sie sagten: »Wir erzählen es allen Verwandten und Freunden. Das hätten wir nie erwartet! Im Kindergarten war unsere kleine Kim ein unsicheres, stets zögerndes und ängstliches Kind, launenhaft und gehetzt, überlebhaft und unbeständig. Sie fiel auch tagsüber häufig hin. Jetzt hat sie sich enorm gebessert. Es ist unglaublich! Sie war einfach nicht imstande, einen Bleistift festzuhalten, sie schmiß alles von sich weg, so wie sie sich selbst auch hinwarf.« Der Vater und die Mutter stritten beinahe darum, wer erzählen durfte. Jeder von ihnen wollte so gerne berichten wie es früher gewesen war. »Und jetzt liest und schreibt sie und wird in vielen Dingen immer geschickter, und das alles schon nach wenigen Wochen; sie ist selbständiger geworden, auch in ihrem Auftreten.«

Diese Veränderungen sind dem Unterricht in der Sonderschule zu verdanken; und zwar dadurch, daß man den Schülern einen Lehrstoff anbietet, der ihren Fähigkeiten entspricht, und daß sie mit gleichaltrigen Kindern zusammen sind, die die gleichen Schwierigkeiten haben. Hierdurch entsteht eine Atmosphäre, in der das Kind ruhiger arbeiten kann und immer wieder aufs neue motiviert wird. Durch die Unterstützung aller Kollegen und Mitarbeiter wird das »Wiederaufleben« möglich gemacht.

Und hierhin liegt mein Anteil, der durch die Eutonie von Gerda Alexander inspiriert wurde. Aus dieser Sicht heraus will ich versuchen, ein deutliches Bild von meiner Arbeitsweise zu geben, indem ich Geschehnisse und Beispiele aus der Unterrichtspraxis heranziehe, diese erkläre und auf die Ideen der Eutonie basiere, in der Hoffnung, daß ich etwas von diesem Geist und der Atmosphäre übermitteln kann.

Benoit Istace (1973, S. 136) zitiert eine Definition von Roth und Jaegger, worin diese die ideale psychomotorische Resensibilisierung als eine Bewegungstechnik beschreiben, durch die der Körper *sein Wesen in seiner Ganzheit* ausdrückt. Sie bezweckt weder eine teilweise funktionelle Wiederanpassung, noch weniger eine Überbelastung der Muskeln, sondern *ein Fließen der Energien und den Kontakt mit der Umwelt.* Istace bemerkt hierzu: »In der psychomotorischen Rensensibilisierung hat man bisher noch nicht erreicht, aus dieser idealen Sicht heraus eine eigene Unterrichtsweise zu realisieren. Dieser Energiefluß, diese Offenheit und der angepaßte Tonus sind Elemente, die die Eutonie bezweckt und, wenn die Eutonie dieser Definition entspricht, so kann man sagen, daß sie im wesentlichen eine psychomotorische Methode ist.«

Ich bin nun mehr als zehn Jahre Schülerin von Gerda Alexander. Sie lehrte mich die Eutonie und diese auszuüben. Ich bin eine überzeugte Anhängerin ihrer Methode und ich erkenne den großen pädagogischen und therapeutischen Wert, den sie hat. Ich versuche, den beseelenden Einfluß der Eutonie weiterzugeben und ihre Grundbegriffe in der Rensensibilisierung bei geistig leicht behinderten Kindern anzuwenden. Ich tue es mit tiefer Überzeugung, weil ich weiß, welch günstigen Einfluß diese Richtung auf psychischem, physischem und moralischem Gebiet ausübt.

Die Veränderungen sind spürbar

Die Kinder kommen einzeln oder sie arbeiten in Gruppen von 5 bis 6 Schülern. Hierdurch lernen sie, sich selbst und die anderen zu entdecken und zu akzeptieren. Wir nehmen die Kinder so wie sie sind. Das Verhalten des gestörten Kindes, das durch ein erst kürzlich erlebtes Versagen in der Schule oder in der Familie geprägt ist, spiegelt seine Situation wider. Wir sehen die Unsicherheit und die Angst; sie sind körperlich sichtbar und bestimmen das Verhalten. Ich komme wieder auf Kim zurück, über die wir schon gesprochen haben. Ihre Mutter erzählte uns ganz verzweifelt: »Nie hat Kim auf meinem Schoß sitzen wollen, sie erträgt keine Geborgenheit, bis jetzt entzieht sie sich jeder Liebkosung.« Wie die anderen Kinder liegt auch sie, zusammengerollt wie ein kleines Knäuel, mit der Absicht, sich allmählich zu entfalten. Wir verstehen darunter ein sehr langsames Sich-Öffnen. Um dieses optimal zu erreichen, muß viel geübt werden, und die Schüler verbessern hierdurch ihre Körperbeherrschung, so wie es bei Kim der Fall war. Das Sich-Entfalten geschieht beinahe unbemerkt. Millimeter für Millimeter schieben sich die Beine und Arme vom Körper weg. Aber während die Schüler sich konzentrieren und beherrschen, um sich allmählich zu dehnen, liegt Kim schon längst entspannt und ausgebreitet auf dem Boden. Sie hat noch viel üben müssen, um die Tonusverteilung anzupassen (die sogenannte Tonusregulierung und die so entstehende Tonusegalisierung). Nach einem Monat jedoch schaffte auch sie es.

Beobachten wir nun ein kleines, liebes, blondes Mädchen, Tanja (12 Jahre, I.Q. 66). Sie gehört zu einer Gruppe, aber sobald sie in den Saal kommt, läßt sie den Kopf hängen und steht starr und mutlos da, wie an den Boden genagelt, mit einem zu niedrigen Tonus.

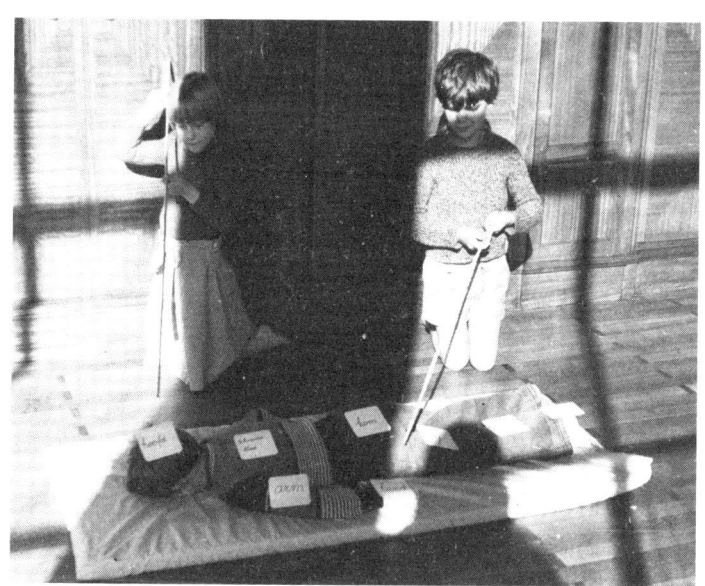

Dann beginnt sie über Bauchschmerzen zu klagen und weint. So benimmt sie sich auch bei den anderen Lehrkräften. Sie kommt häufig herein, bleibt an der Tür stehen und sieht sich aus der Entfernung den Eutonieunterricht an. Allmählich bekommt sie Lust, die Übungen mitzumachen und kommt dann in die Gruppe und übt mit. Nach einigen Wochen scheint sie gelöster, dynamisch, und erhebt manchmal während der Arbeit ihre Stimme, um den anderen etwas Freundliches oder Schönes mitzuteilen, so

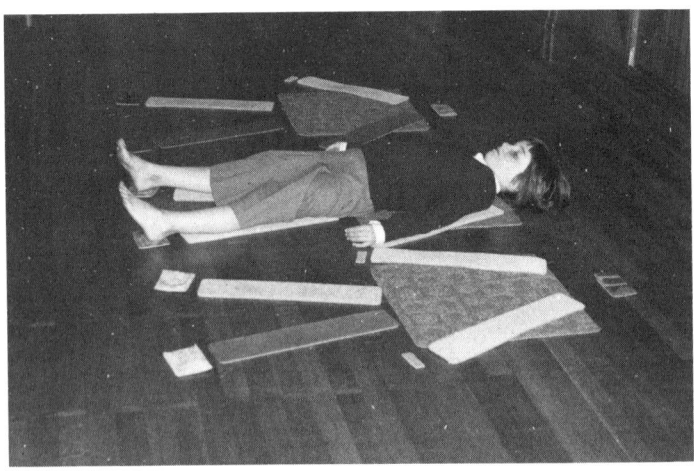

daß es schwer fällt sie zur Ruhe zu bringen. Es ist ihr gelungen, rechnen zu lernen, weil in den psychomotorischen Übungen das Körperschema entwickelt und ergänzt wurde, wodurch sie Anknüpfungspunkte und Vergleichsmöglichkeiten entdeckt hat, Strukturen und Verhältnisse, die ihr dann geholfen haben, einfache rechnerische Begriffe zu erlernen. Nach Monaten ist sie in der Lage, dem Stoff der dritten Klasse zu folgen.

So gesehen sind die Unterrichtsstunden entweder *reine* Eutonie, und zwar die Entdeckung von sich selbst und der eigenen Struktur, oder *angewandte* Eutonie, wo es darum geht, die geistige Einstellung über den Körper auszudrücken und beispielsweise im Rechenunterricht anzuwenden. Ist der Körperbau nicht ein Gebiet und eine Quelle mathematischer Erforschung, zurückzufinden in verschiedene Körpererfahrungen wie z. B. die zwei »Stützflächen« der Füße, die fünf Finger jeder Hand usw.?

Schon nach wenigen Stunden stellen wir bei jedem Schüler eine spürbare Veränderung fest. Meine Kollegen sagen: »Wir können sehr gut die Kinder, die am Eutonieunterricht teilnehmen, von denen unterscheiden, die nicht daran teilnehmen.« Es wird vor allem die *beherrschtere Tonusregulierung* in der Schule deutlich. Man sieht das, wenn die Kinder in einer Reihe stehen, die Treppe heraufgehen und auch während des Unterrichts in der Klasse. Wenn der Tonus eines Kindes sich verändert und sich zweckdienlich einer gegebenen Situation anpaßt, bemerken die Kinder das untereinander und ermutigen sich dadurch gegenseitig. Hierdurch entsteht ein vom Körper ausgehendes Gefühl der Einheit, das sie einzeln und zusammen glücklich macht. Der Schüler handelt aus eigenem Impuls, aus eigener Bewegung und ist stolz darauf. Wenn man ihn beobachtet, bekommt man den Eindruck, daß er präsent ist. Er fühlt die sich in seiner *Körperhaltung* entwickelnde Veränderung und verfolgt das für ihn Aufsehenerregende dieser inneren Veränderung. Er ist beherrscht und sich bewußt über das, was er erlebt. Es ist unnötig ihn zur Ordnung zu ermahnen, weil ihm diese Arbeitsweise gefällt.

Was sieht man z. B., wenn dieser Schüler sich hinstellt, um eine Treppe zu besteigen? »Guck mal, Fräulein!« ruft er. Man sieht, wie er auf die Stufen steigt, ein leichter, zweckmäßiger Schritt, wobei er den Fuß auf die Stufe setzt. Er stößt nach unten in die Richtung des »Kellers« und öffnet sich für die Gegenkraft der Stufe, die durch sein Bein zieht, seine Wirbelsäule aufrichtet und seinen Kopf stolz bis zum »Speicher« reichen läßt. Die Kinder wollen keinen Lärm machen, um die Ordnung, die durch das richtige Aufsetzen und Abdrücken der Fußspitzen bewirkt wird, und die sie in sich aufsteigen fühlen, nicht zu stören. Dies machen sie alle, und die Reihe der Schüler gleicht einem hochfahrenden Fahrstuhl, der ohne Stöße und Geräusche nach oben geht. Das geschieht ohne Anstrengung und tadelnde Bemerkun-

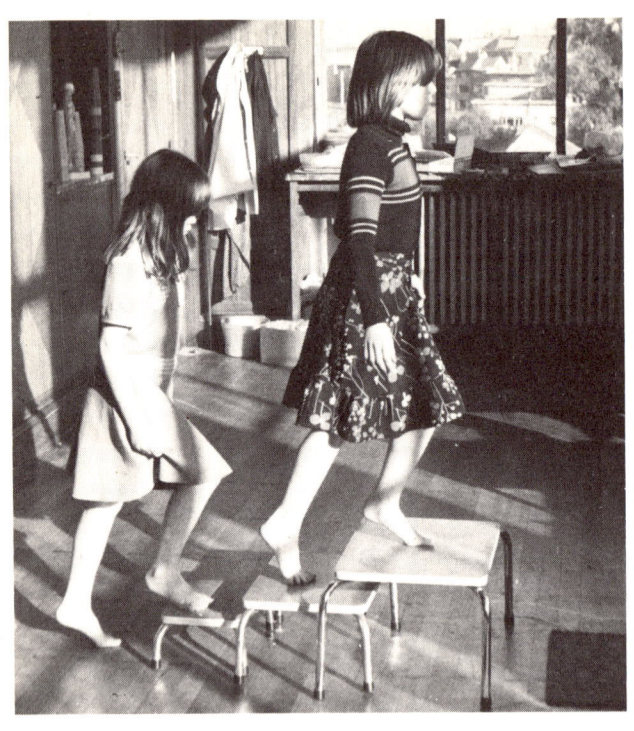

gen des Lehrers. Seine Bemerkungen sind anerkennend, weil sie die Stunde »vom Durchstoßen« begriffen haben; nur vereinzelt muß man darauf hinweisen, daß sie die Arme nicht steif halten dürfen, sondern daß sie sie ganz normal nach unten hängen lassen und mitbewegen müssen.

Das *Abdrücken* ist ein wichtiges Prinzip in der Eutonie, das einen grundlegenden, zielstrebigen, günstigen und bleibenden Einfluß ausübt.

So sah ich neulich eine frühere Schülerin von mir, die mit angepaßter Tonusbeherrschung, stilvoll vor mir die Treppe hinaufging. »Guten Tag Andrea«, sagte ich. Sie wünschte mir auch einen »Guten Morgen« und erwiderte dann stolz: »Fräulein, so komme ich ohne mich anzustrengen nach oben, das haben sie uns früher beigebracht.« Es tat mir gut, dies zu hören, denn dieses »früher« war schon sechs Jahre her. Sie hatte sich also die korrekte Art, eine Treppe zu besteigen, zu eigen gemacht.

Auf diesen ersten Seiten habe ich versucht, einige Verhaltensweisen eines schwachbegabten Kindes zu beleuchten. Durch die Psychomotorik auf Grund der Eutonie – oder kurz gesagt durch die Eutonie – versuche ich das Kind zu einem Gefühl für seinen Eigenwert zu erziehen. Die Auswahl wurde freiwillig beschränkt, und das Wahrnehmungsgebiet ist nicht ausführlich ausgearbeitet worden, weil darauf später noch näher eingegangen wird.

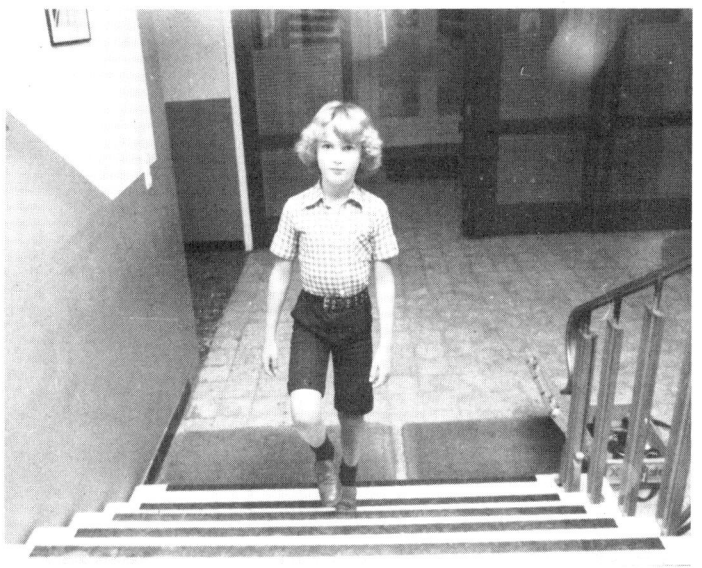

Er stößt nach unten in die Richtung des »Kellers« und öffnet sich für die Gegenkraft der Stufe, die durch sein Bein zieht, seine Wirbelsäule aufrichtet und seinen Kopf stolz bis zum »Speicher« reichen läßt.

Die Bedeutung der Eutonie

Doris (10 Jahre, I.Q. 70) kam als neue Schülerin in unsere Schule und wurde von der Psychologin untersucht. Ihre Schlußfolgerungen waren: »Doris leistet auf sensomotorischem Gebiet, in den Funktionen, die zum Rechnen notwendig sind, wenig. Auffallend ist auch ihre völlige Verwirrung, wenn sie einer Richtung folgen soll oder diese selbst bestimmen muß.«
Weitere Untersuchungen bestätigen das, so daß der Physiotherapeut uns den Rat gab, zunächst mit den einfachsten Vorübungen für Rechenbegriffe zu beginnen und dann Stufe für Stufe weiterzugehen. Er bemerkte gleichzeitig, daß sie wohl in der Lage sei, Veränderungen in ihrem Körper wahrzunehmen und daß sie auch räumliche Positionen erkennen könne.
Durch mein Vertrauen in die Eutonie kam ich bald zu der Überzeugung, daß Doris zu helfen sei, vor allem, da die Eutonie vom Kind selbst und von den natürlichen Bewegungen des Kindes ausgeht. Am Anfang des Schuljahres saßen die körperlichen Bewegungen von Doris so fest, daß ich nicht wußte, wo ich beginnen sollte. Sie saß wie in einem Panzer. Ihren ersten Kontakt mit dem Boden werde ich nie vergessen: sie lag auf dem Bauch und sollte zur Rückenlage kommen. Bei der Ausführung dieser Übung traten ihr die Augen aus dem Kopf und sie schnappte nach Luft. Es war, als ob die Welt sich verkehrt herum drehte und sie sich dadurch elend, unsicher und ängstlich fühlte. Ihre Lehrerin hatte diese Unsicherheit auch bemerkt, denn sie hatte in ihrem Gutachten geschrieben: »Die Einteilung beim Schreiben und ihre eckige Schrift spiegeln Unsicherheit wider; sie wagt es nicht, Aufgaben selbständig zu lösen; sie fügt sich schwerlich in die Klasse ein.« Das psychologische Gutachten erwähnte: »Doris macht den Eindruck eines unsicheren und introvertierten Kindes. Sie verdrängt alle stärkeren Gefühle, ist zwanghaft und ständig mit ihren Händen beschäftigt.«
Basissicherheit ist ein wesentlicher Punkt, um auf dem Gebiet des Kennens und Könnens und bei dem Bewegungs-, Richtungs- und Formbewußtsein zur Entfaltung zu kommen. Den lerngestör-

ten Kindern fällt dies schwer, und ihre Erfahrungen, die sie bezüglich ihrer Unkenntnisse machen mußten, können ihre Unsicherheit noch vergrößern. Der Graphologe C. G. Haenen-van der Hout (1971, S. 236) schrieb: »Die Orientierung im Raum ist abhängig von der Sicherheit, mit der das Kind durch seinen Körper das Verhältnis mit der Außenwelt aufbaut. Auf diese räumliche Orientierung gründet sich die weitere Entwicklung des Kennens und Könnens.«

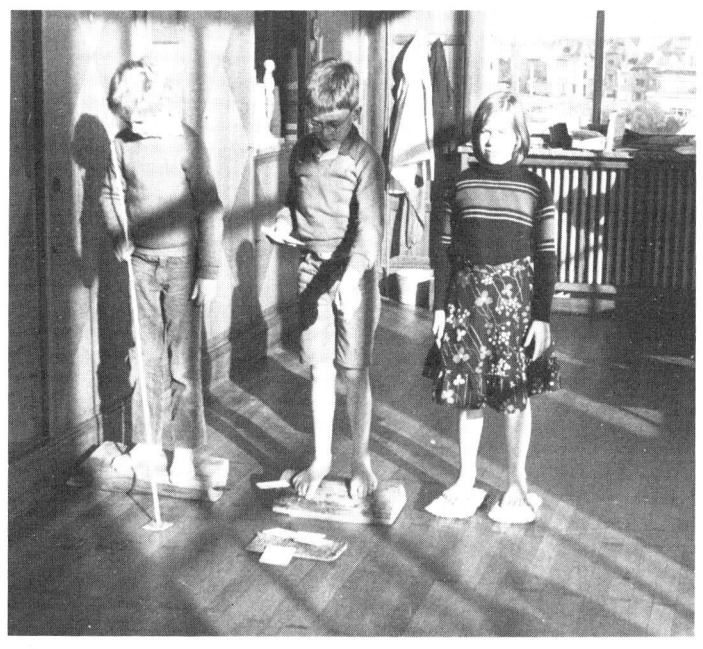

Die Eutonie verbessert oder erneuert die Basissicherheit durch den Kontakt des Körpers mit der »Mutter Erde«. In dieser Kontaktnahme erlebt das Kind gleichsam wiederum die Sicherheit und Geborgenheit, die es während der pränatalen Periode empfinden durfte. Dies kann geschehen, indem man die Kinder aufs neue die Entwicklungsphasen des Liegens, Rollens, Sitzens und Stehens durchlaufen läßt, indem man sie gähnen, sich

strecken und dehnen läßt. Auf diese Weise werden die vitalen Funktionen angesprochen, hartnäckige Spannungen nehmen ab und es wird ein besseres Verhältnis zur Außenwelt entwickelt.
Bei Doris war die Entwicklung deutlich spürbar. In der Gruppe konnte sie freundlich sein, aber ebensoschnell auch verstimmt. Sie hatte einen Abwehrmechanismus entwickelt, wodurch sie sich von den anderen abschirmte, aus Angst ausgelacht zu werden. Durch ihr aufsässiges und gekünsteltes Verhalten wich sie der Möglichkeit, in ihrer Unwissenheit entdeckt zu werden, aus. Einmal sagte sie: »Wir sind zu Hause fünf Kinder. Schade, daß nur ich nicht rechnen kann.« Diese vertrauliche Aussprache ihrer Lehrerin gegenüber zeigt, daß Doris sich ihrer Mängel nur allzugut bewußt ist.
Ihre Finger als Tastorgane waren sehr steif. Sie machten den Eindruck, als würden sie in ihren Bewegungen gehindert, genau so, als wäre ein Finger verletzt, wodurch sich die andern dann auch behindert fühlten. Auf einem Familienfoto stand sie klein und gedrungen, den Kopf schief nach vorn hängend, die Schultern hochgezogen, die gestreckten Arme fest an sich gedrückt, vollständig verkrampft. Ein verlegenes Kind. Dieses Bild unterschied sich drastisch von ihrer Erscheinung: groß, hochaufgeschossen, mit einem selbstgefälligen Lächeln, einem offenen Gesicht, glücklich. Ein Mädchen, das Selbstsicherheit erfahren hatte.
Gleichzeitig mit dem Wiedererlangen des Gefühls der Selbstsicherheit machten ihre *Schulergebnisse* eine günstige Wandlung durch. Im Holländischunterricht kam Doris anfänglich in der Gruppe kaum mit, aber nach einem Jahr wurde sie eine der Besten. Die Schulpsychologin bemerkte schon sehr bald, daß sich die Schreibweise beim Schreiben ihres Namens gebessert hatte. Ihre Schrift, die anfänglich eckig und schlecht in der Linienverbindung war, hatte ganz von selbst und ohne besondere Resensibilisierung ein anderes Bild bekommen. Die Buchstaben waren schön abgerundet und sie hatte nun eine flüssige und gut miteinander verbundene Schrift. Beim Rechnen war es schwieriger. Sie hatte hierin noch Einzelunterricht nötig, der in Eutonie

und Einführungsübungen für Rechnen eingeteilt wurde. Nach ungefähr 100 Unterrichtsstunden hatte sie den Lehrstoff des ersten und einen Teil des zweiten Schuljahres erarbeitet. Sie konnte in einem ziemlich hohen Tempo sowohl auditiv als auch visuell vorgeschriebene Aufgaben lösen; gut beherrschte sie einfaches Verhältnisrechnen, Brüche, Maße und Gewichte, Geld, und das Lesen der Uhrzeit; sie konnte Rechenaufgaben lesen und erkannte die Strukturen im Zahlenaufbau.

Die Menschen, die Doris kannten, waren erstaunt, weil sie wußten, wie schwach sie war, und daß sie ein sehr unzusammenhängendes Fehlerbild hatte.

Wenn die Kinder in der normalen Grundschule versagen und als Anfänger zur Sonderschule kommen, müssen sie in allen Fächern neu beginnen; in Rechnen, Lesen und Schreiben. Es ist außerdem so, daß nicht nur Sonderschüler Schwierigkeiten beim Rechnen und Schreiben haben, häufig sind Kinder aus der normalen Grundschule darin ebenfalls schlecht. Zum Beispiel Karl: Er ist ein großer Junge, im zweiten Schuljahr der normalen Grundschule. Seine Noten lagen unter dem Durchschnitt. Er bekam wenig Punkte (62%).

Der Junge wurde in das dritte Schuljahr versetzt. Ab September nahm er am Eutonieunterricht teil. Als man ihm Material gab und ihm sagte: »Spiel mal damit!« war seine Antwort: »Meine Schwester kann das wohl, aber ich nicht!« Nach einiger Zeit wurde er unternehmungslustig und ein richtiger Lausbub. Die zufriedenen Eltern meinten: »Nun kann er es genauso gut wie alle anderen.« Ohne daß man ihm auf schulischem Gebiet Hilfe gegeben hatte, verbesserten sich seine intellektuellen Leistungen und er schaffte es, eine höhere Punktzahl (bis zu 80% – 83% – 81%) zu erreichen. Er bekam erst im zweiten Trimester Nachhilfe im »eutonischen Schreiben«.

Ich habe mit den Beispielen von Doris und Karl zeigen wollen, daß Eutonie ein dankbares Hilfsmittel sein kann, um vom Kind selbst ausgehend seine Basissicherheit wiederherzustellen oder zu vergrößern und sein schulisches Lernen zu stimulieren oder es ihm leichter zu machen.

Es war meine Absicht in diesem ersten Kapitel zu zeigen, mit welchen Kindern ich arbeite. Ich habe dabei stets wieder auf die Eutonie hingewiesen. Im nächsten Kapitel werde ich noch nachdrücklicher auf die Prinzipien der Eutonie eingehen, und dabei immer auf die praktische Arbeit hinweisen.

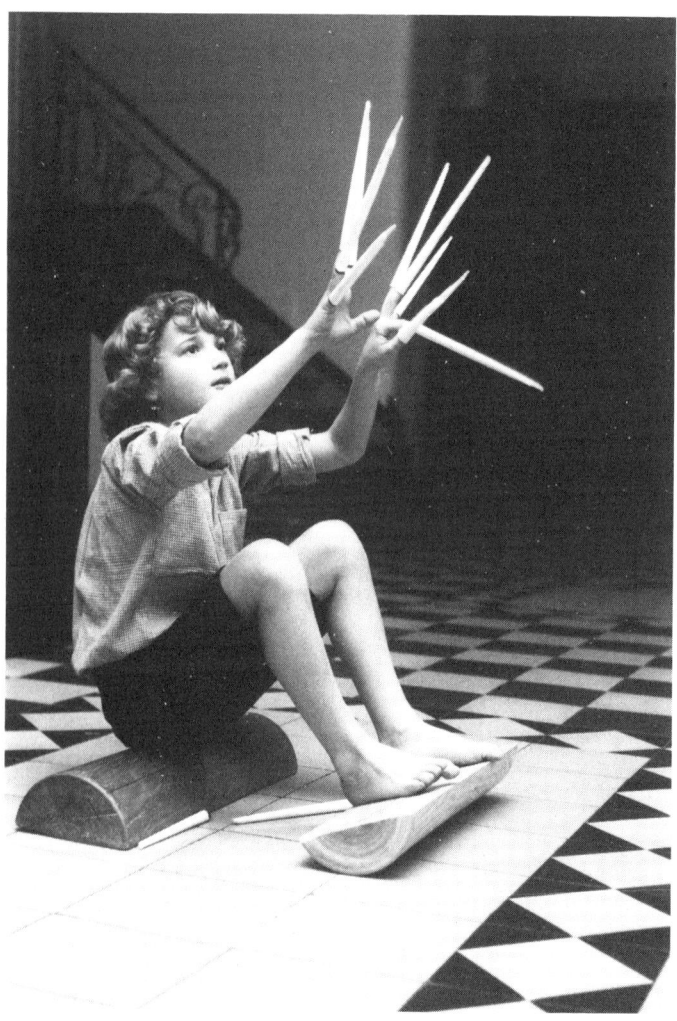

2. Die Grundprinzipien der Eutonie

Das Entstehen von Körpergefühl, wodurch
Bewegungen verursacht und neue Bewegungsabläufe
möglich werden

Beobachten wir Alex (7 Jahre, I.Q. 70) inmitten seiner Klassenkameraden in einer der ersten psychomotorischen Übungsstunden und bei den Entspannungsübungen. Er liegt auf seiner rechten Seite auf dem Boden, zusammengerollt wie ein Knäuel,

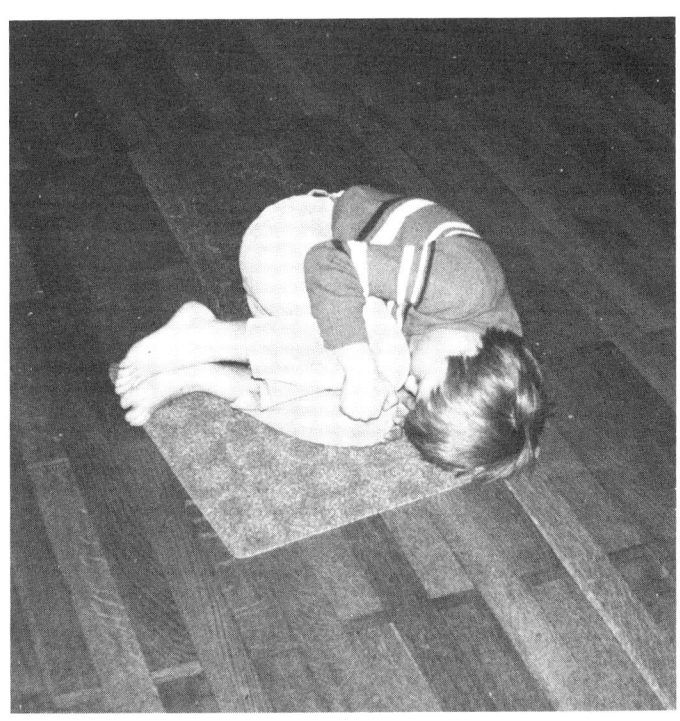

die Knie sehr hoch angezogen und gegen sich gedrückt. Er ruht auf einer kleinen gelben Matte, einem fühlbar kleinen Nest, gerade groß genug für ihn. Er spürt, wie er liegt, und nach einer Weile spürt er auch besser, wie er auf dem Boden liegt. Er muß seine Aufmerksamkeit auf seine Haltung richten und diese dann beschreiben. Er sagt, welche Berührungen er am meisten fühlt und welche weniger. Er deutet mit dem Finger darauf und die Lehrerin benennt sie dann laut. Er wird sich der Qualität seiner Kleidung bewußt, wie er sie auf der Haut spürt, und durch die Kleidung hindurch fühlt er die Qualität der Matte und die Beschaffenheit des Bodens. Er nennt die Körperteile, die er am besten spürt und diejenigen, die er weniger spürt. Das Kind hat die Berührungspunkte ohne eine bestimmte Reihenfolge aufgezählt, so wie die meisten Kinder. Die wichtige Aufgabe der Lehrerin besteht nun darin, diese Berührungspunkte im Vorstellungsvermögen des Kindes geordnet zu gliedern, z. B. vom Becken zu den Füßen, vom Kopf zum Becken, vom Kopf zu den Füßen oder umgekehrt. In der Eutonie nennt man das *inventarisieren*. So entwickelt Alex das Körpergefühl, indem er die Grenzen seines Körpers erfährt, durch Kontakt und Körperdruck auf der rechten Seite.

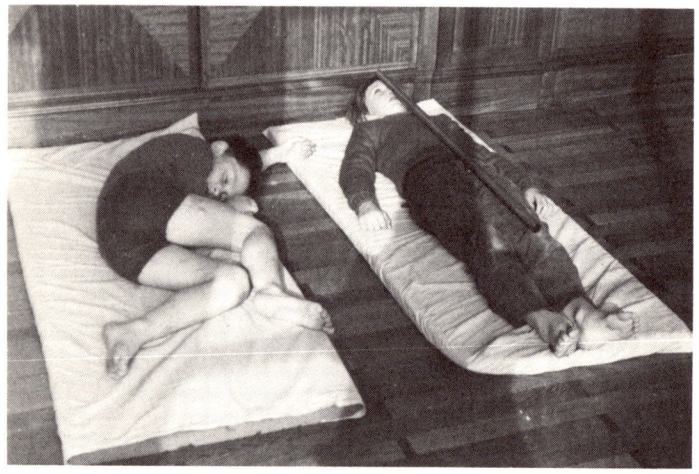

Es gibt Kinder, die aus eigenem Antrieb von der rechten Seitenlage aus auf die linke Seite hinweisen, sie spüren die Luft, die sie umgibt, und den Temperaturunterschied von der wärmeren Seite auf dem Boden und der kühleren gegenüberliegenden Seite. Es gibt auch Kinder, die selbst entdecken, daß die Strömung von der linken Seite zur rechten hin durchläuft, sie meinen damit den Durchgang, den *Körperinnenraum,* wie man ihn in der Eutonie nennt. Die Abgrenzung des Rückens, des Bauches, sowie der oberen und unteren Körperhälfte geschieht durch die fühlbare Luftströmung. Sie kann man um den Körper herum konkreter und spürbarer machen, indem man die Luft verändert, entweder durch das Schwenken mit einem Stück Karton, oder durch das Zudecken mit einem Tuch.

Für Anfänger ist die Abgrenzung des Körpers unbedingt notwendig: die Gestalt, die Masse, der Körperraum werden dadurch betont, das »Sein« wird gefestigt durch das Gefühl der Sicherheit und Geborgenheit, die ihm die oben genannte Fötuslage vermittelt. Er macht wohl den Unterschied zwischen dem »von mir sein« und dem »nicht von mir sein«. Wir müssen jedoch vermeiden, daß er sich selbst dabei verliert. Bei Schizophrenen ist die Begrenzung wichtig, um von hier aus die Verbindung mit der Außenwelt über die Materie anschaulich zu machen. Auch bei den anderen müssen wir auf anschauliche Weise die Verbindung zwischen Körper und Raum herstellen. Bei fortgeschrittenen Kindern kann der Kontakt des Körpers mit anderen Gegenständen auch mit einem Zwischenraum, ohne das Zwischenschalten anderer Materie, geschehen. Die Untersuchung, die auf der rechten Seite geschah, muß nun auch auf der linken Seite durchgeführt werden, denn das Inventarisieren an nur einer Seite kann Nachteile für den Aufbau des Körperbildes und für die physiologische Einwirkung mit sich bringen.

Doch kehren wir zu Alex zurück. Wir sehen, wie die Schüler sich bewegen und mit einer Drehung auf der anderen Seite liegen. Aber Alex bewegt sich weiter und weiter. Er schiebt seinen Körper hin und her und beschreibt einen Halbkreis auf dem Boden, aber schafft es nicht, sich umzudrehen. Trotzdem müßte

er das Umdrehen ausführen können, denn seine Motorik ist gut und gewandt genug. Während des weiteren Unterrichtsverlaufes macht er auch nicht den Eindruck, als ob er nicht begreife was gesagt wird, er findet *die richtige Orientierung nicht.*
Das Qualitätsgefühl innerhalb der linken Seite und der Raum darum herum fehlen in seinem Bewußtsein. Wenn das Qualitätsgefühl genug entwickelt ist, geht die Orientierung vom Ich aus. Die Entwicklung des *Tastgefühls* an der äußersten Körperbegrenzung führt zur Möglichkeit einer *Bewegung* und *Haltungsveränderung.* Dies geschieht dadurch, daß man die Kräfte in eine bestimmte Richtung lenkt.
Es muß bei ihm wohl so sein, daß er die Begrenzung seiner linken Seite noch nicht spürt, und daß er hier noch keine Anknüpfungspunkte findet, die ihm helfen könnten, sich auf die gegenüberliegende Seite zu drehen.
Ich habe dann Alex über seine linke Seite gestreichelt, mit ihm gesprochen, um seine Aufmerksamkeit auf die gestreichelte Seite zu konzentrieren und die Sensibilität einwirken zu lassen. Dann habe ich meine Finger auf zwei Punkte gelegt, einen auf den linken Trochanter (Rollhügel) und einen auf die linke Schulterspitze, und ihn gebeten, nun gegen meine Finger zu drücken und sich dabei immer weiter umzudrehen. Während ich abwartete, in welche Richtung er sich drehen würde, merkte ich sehr bald, daß er zum Rücken hin drehte. Inzwischen bewahrte ich die Balance zwischen Finger und Berührungspunkt und ließ ihn rückwärts mitkommen zum Boden hin, bis er selbst drehte. Seine Verlegenheit war sofort vorbei!
Wenn er beim Drehen über seinen Bauch rollen wollte, hätte er die Berührungspunkte und das entwickelte Gefühl der rechten Seite gebraucht, aber da lagen die Arme im Weg.
Manchen Kindern kommt diese Drehung eigenartig vor, und man hört sie häufig sagen: »Fräulein, es ist so komisch! Es ist, als ob sich der Boden dreht!«
Wichtig ist, daß das Kind während der Bewegung lernt, sich seines Körpers *bewußt zu bleiben,* so daß es fühlt, was geschieht, denn nur zu oft übt es eine Bewegung aus, außerhalb von sich

selbst. Wenn das Kind liegt, fühlt oder sieht es sich liegen ohne dabei hinzuschauen. Ebensowichtig ist, daß es auch die anderen sieht oder weiß, daß sie auf dem Boden liegen. Hinterher bekommt es die Aufgabe, seine Lage zu skizzieren. Es muß eine Puppe mit beweglichen Gliedmaßen in seiner eigenen Haltung hinlegen und auf der Puppe zeigen, wo die entsprechenden Punkte sind.

Durch die Abgrenzung des Körpers durch Haut und Kleidung, durch den Kontakt des Körpers mit dem Boden oder den Mitmenschen, durch die Empfindung ohne Berührung und durch das Nachklingen der Empfindung hat sich in der Haltung und der Drehung bei Alex ein bewußtes Entwirren der *zwei Seiten* entwickelt, und es sind in den *zwei Räumen*, innen und außen, neue »entspannte« Bewegungen entstanden.

Alex war das Opfer vieler Mißerfolge in der Schule und im sozialen Leben geworden. Er stotterte stark und hatte ernste Schwierigkeiten beim Rechnen. Das Stottern verlor sich bald durch die Hilfe der Logopädin, aber bei den Rechenschwierigkeiten hatte er weniger guten Erfolg.

Ein Jahr später. In einem Saal sind drei Klassen mit ihren Klassenlehrern beisammen, um über verschiedene Lebensweisen zu sprechen. Nach einem Gespräch über das Thema »Aufwachen« werden Fragen gestellt und beantwortet. Schließlich wird gefragt, ob irgend jemand das Aufwachen darstellen kann. Alex meldet sich. Er kommt aus der Gruppe von 30 Schülern nach vorn und legt sich hin. Es herrscht große Stille und alle beobachten ihn. Eine der beobachtenden Lehrkräfte erzählt hinterher: »Alex tut, als schliefe er tief und fest. Er liegt lang ausgestreckt und entspannt auf dem Boden. Von seiner Schultergegend aus kommen sehr langsame kleine Bewegungen, gefolgt von Ruhepausen. Er macht die gleichen Bewegungen ungefähr dreimal. Spontan wacht er mit großer Gebärde auf. Plötzlich ändert sich das Tempo und er streckt und dehnt sich immer mehr. Alles an ihm kommt in Bewegung. Es folgen ununterbrochen eine Reihe verschiedener Bewegungen. Er nimmt wirklich alle möglichen Haltungen an. Es ist, als ob er alle anderen um sich herum

vergißt, denn er lebt sich vollkommen aus und genießt das. Das geht so weiter, bis er auf diese Weise zum Stehen kommt, in eine ausgewachsene, gute, aufrechte Haltung. Da steht Alex nun, glücklich und zufrieden.« Alle klatschen spontan, die Lehrerin erklärt dazu folgendes:
»Ich betrachte diese Leistung nicht als ein Geltungsbedürfnis seinen Klassenkameraden gegenüber, sondern als ein wirkliches Erleben von ›etwas‹, das in ihm ist. Von ›Nachahmung‹ dessen, was er früher wahrgenommen hatte, kann sicher keine Rede sein, sonst wären seine Bewegungen nicht so frei und spontan gewesen. Als Erwachsene würde es mir nie gelingen, zu solch einem einfachen Thema, ›das Aufwachen‹, eine derartige Reihe von Bewegungen auszuführen, weil ich mich durch mich selbst gehemmt fühlen würde, vor allem aber durch mein ›Denken.‹ Ich würde mir ständig überlegen: ›Was muß ich jetzt tun...?‹ Ich nehme an, daß Alex einfach erlebte. Ich hatte noch nie zuvor ein solch gelungenes Erlebnis gesehen und konnte mir auch nicht vorstellen, daß ein Kind zu so etwas fähig sein würde.«
Was diese Lehrerin, die bis dahin noch nie Eutonie geübt hatte, erzählt, sind ihre spontanen Eindrücke und ihre persönlichen Erklärungen über ein ungewöhnliches, aber natürliches Ausdrücken. In der Eutonie nennt man das *vitale, spontane Streckungen* und *aktive, bewußte Streckungen*.
Wer Eutonie ausübt, weiß aus eigenem Empfinden, daß das Körpergefühl, das (innerhalb eines Jahres) geübt wurde, nicht nur spontane Bewegungen entstehen läßt, sondern auch die Ursache für die *Transformation* der *Bewegung* während der Übungen ist. Hierbei kommt ein *natürlicher Ausdruck* zustande.
Wir alle wissen, was es heißt, »sich intensiv« zu strecken und zu dehnen, und wir kennen auch die wohltuende Wirkung hiervon. Man kann dies vor allem nach einer längeren Unbeweglichkeit, nach Ermüdung durch längere Arbeit oder nach dem Schlafen besonders genießen! Auch das Gähnen fördert die Wirkung verschiedener vitaler Funktionen. Es ist schwer, zu sich selbst zu kommen. Das Sichausstrecken verursacht physische Veränderungen im Körper und der Tonus, der niedrig war, wird ausgegli-

chen. Es entsteht ein Wiederaufleben! Das Strecken verbessert den Blutkreislauf und die Lymphdrüsentätigkeit, macht die Gelenke geschmeidig und ermöglicht ein progressives Bewußtwerden der einzelnen Körperteile und der Ganzheit des Körpers. Wenn man lernt, das *Körpergefühl* während der Bewegungen zu beobachten, kann man die Bewegungen gewollt fortsetzen und zu einem aktiven und bewußten Strecken und Dehnen kommen. Sie stimulieren die Elastizität der Muskeln, der Muskelbänder und der Sehnen, und führen zu einem besseren Kennenlernen des Körpers.

Wenn man »Strecken« eutonisch übt, heißt das, immer wieder neue, unbekannte Körperzonen entdecken. Das aktive Strecken

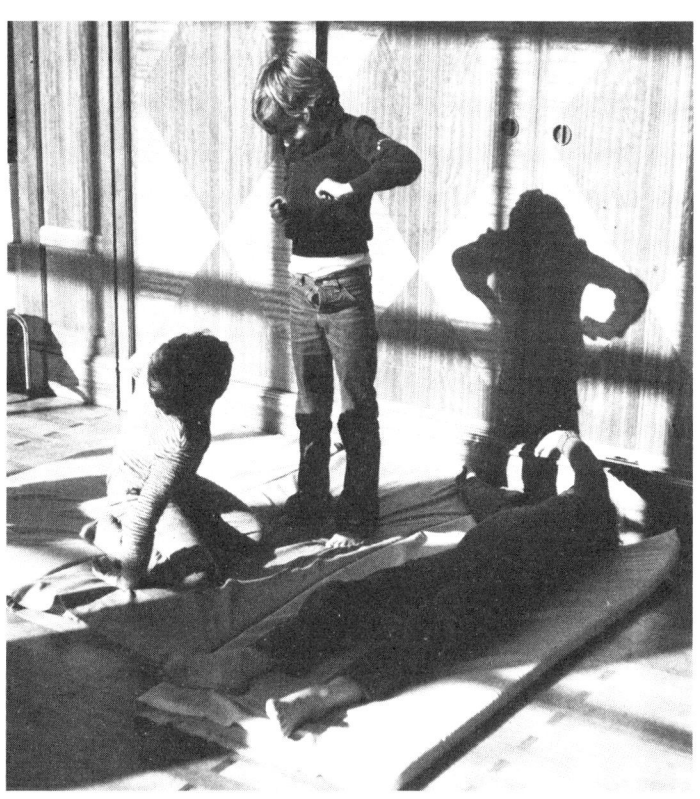

kann örtlich begrenzt sein, z. B. auf einen Körperteil oder global, wenn das Strecken von einem bestimmten Körperteil ausgehend fortgesetzt wird, wodurch der ganze Körper in die Bewegung einbezogen wird. Wenn ein Kind in seltenen Fällen (bei Erwachsenen kommt dies häufiger vor) an Schlaflosigkeit leidet, ist dieses gewollte Strecken ein wirksames Mittel, um ein Organ, oder ein Körperteil, das irgendwo eingeklemmt sitzt, wieder freizumachen. So eigenartig es auch klingen mag, man reckt und streckt sich wach, um anschließend in einen tiefen Schlaf zu sinken. Die Auswahl der verschiedenen Variationen beim Strecken ist natürlich abhängig von den räumlichen Möglichkeiten. Die Kinder haben den ganzen Raum zur Verfügung, damit sich jeder nach seinem Bedürfnis strecken und dehnen kann. Übrigens beginnen und beenden wir jede Stunde mit Sichstrecken oder unterbrechen längere Konzentrationsübungen. Es kann in drei verschiedenen Lagen ausgeführt werden: ausgehend von der Bodenlage zum Kniestand und in die aufrechte Haltung, und umgekehrt. Erstaunlich ist, wie sehr die Resensibilisierung der

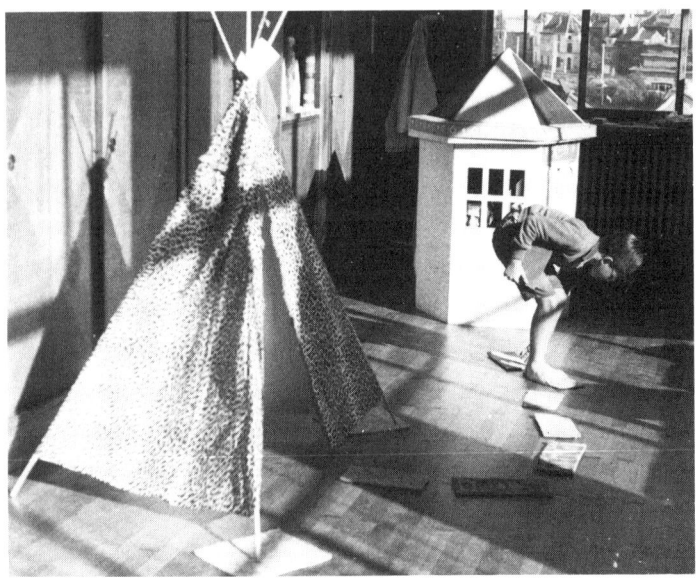

natürlichen Bewegung gleichzeitig eine tiefe Resensibilisierung der ganzen Persönlichkeit des Schülers bedeutet.
Es war meine Absicht, das Körpergefühl zu entwickeln, das Körperbewußtsein zu entfalten und soweit es möglich ist zu lernen, sich zu entspannen. Hierbei wurde die natürliche Bewegung, das kinästhetische Druck- oder Schmerzgefühl und vor allem das Hautempfinden, nämlich das den Tastsinn betreffende Gefühl, die Berührung oder das *»toucher«* angesprochen. Dieses letztere, das tonusregulierend wirkt, bringt Ausgeglichenheit und Harmonie in den menschlichen Körper und in seine Bewegungen. Durch das Hautgefühl kann »Kontaktnahme« entstehen. Im nächsten Kapitel werden das Hautgefühl und der Kontakt näher besprochen. Einige Tage nach der so gut ausgeführten Streckung von Alex begegne ich ihm im Flur. Er bleibt stehen, schaut mich an und lacht. Plötzlich gibt er mir einen Kuß, er ist überglücklich. Er ist jetzt 14 Jahre alt und der Lehrer sagt: »Er ist ein tüchtiger Junge. Es tut mir leid, wenn er am Ende des Schuljahres weggeht. Er wird mir fehlen.«

»Toucher« und »Kontakt«, die Beziehung zwischen Körper und Objekt

Im vorigen Kapitel wurden die Begriffe »toucher« und »Kontakt« eingeführt. Sie werden als Grundbegriffe in der ganzen Eutoniearbeit gebraucht.
Y. Pierre (1970, S. 41) gibt folgende Umschreibung für Hautgefühl oder »toucher«: »Es ist das Bewußtsein der eigenen Körpergrenze, des Körperumrisses, Sitz der Empfindung, der in Verbindung steht mit der Außenwelt.«
Bei der Beschreibung des Kontaktes mit einem Objekt sagt D. Digelman (1971, S. 38): »Kontaktmachen mit einem Objekt ist auf ein Ding zugehen und dafür offen bleiben, es ist ein Wechselspiel und ein Ausgeglichensein mit der Umwelt. Es gibt dabei immer zwei Richtungen, wobei die eine kein Übergewicht auf die andere hat.«

Sie zeigt das am Beispiel einer Pflanze: »Der Kontakt ist wie die Wurzeln, die sich in der Erde vorwärts arbeiten, während sie die ganze Zeit durchlässig bleiben«, und eines Handwerkers: »Ein guter Handwerker nimmt Kontakt auf mit dem Objekt, das er bearbeitet – in dem Fall könnte man sagen, daß er eine Einheit bildet mit seinem Werkzeug.« Sie fügt hinzu: »Der Begriff von Gerda Alexander ist dermaßen wichtig, daß sein Weglassen, und hielte man den ganzen Rest der G. Alexander-Methode aufrecht, kein Arbeiten mit dieser Methode wäre.« Das »Kontakt-Phänomen« wurde von *Gerda Alexander* im November 1939 entdeckt (Digelman, 1971, S. 44).

Bei der »Kontaktnahme« können verschiedene Möglichkeitsstufen bestehen. Das Kind hat Schwierigkeiten, »nach außen« zu denken (die Wurzeln wachsen in den Boden), und »in sich aufzunehmen« (die Durchlässigkeit), in einer dieser beiden oder in beiden Richtungen. Behindertsein im Kontaktmachen wird deutlich sichtbar bei spontanen Streckungen. Diese spontanen Streckungen sind dann von merkwürdiger Art. Man könnte von einem pathologischen Kontakt sprechen.

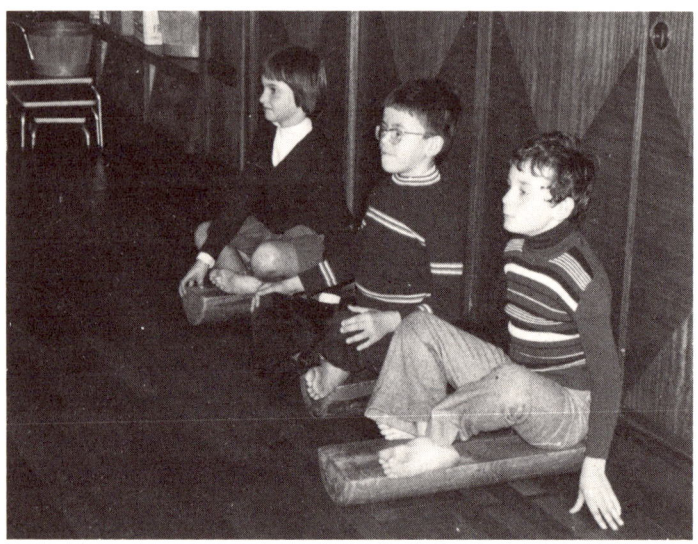

Sehen wir uns nun Josef an (8 Jahre, I.Q. 75). Er sitzt in labiler Haltung auf der flachen Seite eines Holzblockes, der mit der runden Seite auf dem Boden liegt, und seine Bewegungen wechseln ständig auf dieser beweglichen Basis. Plötzlich kippt das »Boot« und er fällt herunter. Josef findet es schön, wenn er sein Gleichgewicht verliert. Er fühlt sich nicht gestört und mit großer Freude beginnt er das Spiel aufs neue. Er ist auch mit seinen Beinen außerordentlich geschickt beim Fußballspielen. Beobachten wir einige seiner Handlungen. Er arbeitet mit einem Stück Ton und macht daraus einen unförmigen Klumpen. Er versucht, fünf kleine Häuschen, die sich in der Größe nur wenig unterscheiden, zu ordnen, aber es gelingt ihm nicht, sie in der richtigen Reihenfolge aufzustellen. Er packt einen kleinen Koffer ein mit Kleidung, Unterwäsche und Waschutensilien und gerät dabei völlig in Verwirrung. Er weiß sich nicht mehr zu helfen und schmeißt alles kreuz und quer durcheinander. Jedesmal, wenn er ein paar kleine Dinge in den Koffer legt, klopft er darauf. Bei diesen Handlungen macht er den Eindruck, daß ihm die Arbeit schwerfällt. Er windet sich hin und her, fühlt sich nicht wohl und strampelt vor Ungeduld mit seinen Füßen. Übungen wie Malen, Modellieren oder einfach ein Stückchen Ton formen oder mit dem Finger in den Sand schreiben, meidet er und stellt sich an die Seite. Bei Anstrengungen solcher Art steigt ihm das Blut zu Kopfe.

In den ersten Schultagen steht er unsicher und verlegen an der Tafel. Die Lehrerin weiß eigentlich nicht, was sie mit ihm anfangen soll. Er hält ein Stückchen Kreide in der linken Hand, und es ist deutlich zu sehen, daß seine Finger keinen »Kontakt« mit der Kreide haben: sie liegen wie weit entfernt obenauf, ohne das geringste »toucher« oder »Hautgefühl«. Das Kreidestückchen ist ganz und gar nicht von ihm, es ist kein Teil seiner Hand: Josef ist nicht in ihm präsent. Ohne das notwendige Gefühl für »toucher« ist kein »Kontakt« möglich.

Verlegen bringt er das Kreidestückchen zur Tafel. Es rutscht aus und gleitet weg. Er versucht es einige Male.

Um in etwa zu erleben, was diese unsicheren und unangenehmen

Erfahrungen für ihn bedeuten, ahmte ich die gleichen Bewegungen nach und schrieb mit einem flexiblen 1½ m langen Bambusstock an die Wand. Es war unmöglich, die Bewegungen dieses Stockes zu beherrschen, ich verlor jegliche Richtung und Darstellungsmöglichkeit.

Beim Studium der vielen pathologischen Bewegungen mit Händen und Augen wurde es mir immer deutlicher, daß hier ein weites Übungsfeld für die Grundbegriffe der Eutonie liegt.

Da Josef beim Fußballspielen geschickt ist, habe ich mit einer *Passivitätsbehandlung* seiner Beine angefangen, um auf diese Weise sein Bewußtsein auf seine inneren Empfindungen und Veränderungen zu richten.

So kann das Kind z. B. passiv auf einem Riesenball liegen, oder in einer aufgeschlagenen Decke getragen werden. Bei einer Passivitätsbehandlung ergreift der Therapeut die Initiative und wählt einen Körperteil, den er berührt, bewegt, auf eine andere Stelle bringt, streckt, festhält, losläßt, während er gleichzeitig die Reaktion im Körper des Kindes fühlt, die Atmung beobachtet und sich selbst kontrolliert. Eine solche Behandlung geschieht ohne freiwilliges Mithelfen oder Mittun des Schülers, der sich zwar auf den Hautkontakt mit dem Therapeuten und dem Boden konzentriert, und auf die innerlichen Veränderungen, aber die Behandlung muß er geschehen *lassen*.

Neben dieser Passivitätsbehandlung wird auch die Kraft des Wegdrückens oder »repousser« angesprochen und bei verschiedenen Gleichgewichtstherapien der *Streckreflex*.

Ich möchte erreichen, daß Josef die Gesetzmäßigkeit der Grundbegriffe der Passivität, des Wegdrückens, des Streckreflexes und die Folgen davon in der Veränderung des Tonus entdeckt, und zwar in dem Teil des Körpers, den er am meisten gebraucht (nämlich die unteren Gliedmaßen). Danach soll er diese Gesetze auch in neuen Situationen und bei anderen, weniger entwickelten Körperteilen (wie die oberen Gliedmaßen), entdecken.

Die Behandlung ergab die Möglichkeit, das psychosomatische Einheitsbild in ihm zu erreichen. Es ist ein kennzeichnender Ausgangspunkt in der Eutonie, die Einheit von Körper und Geist

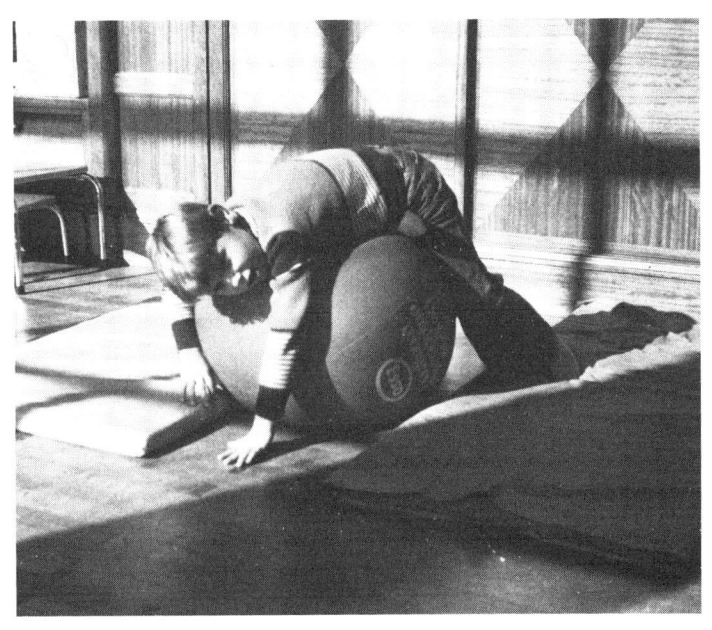

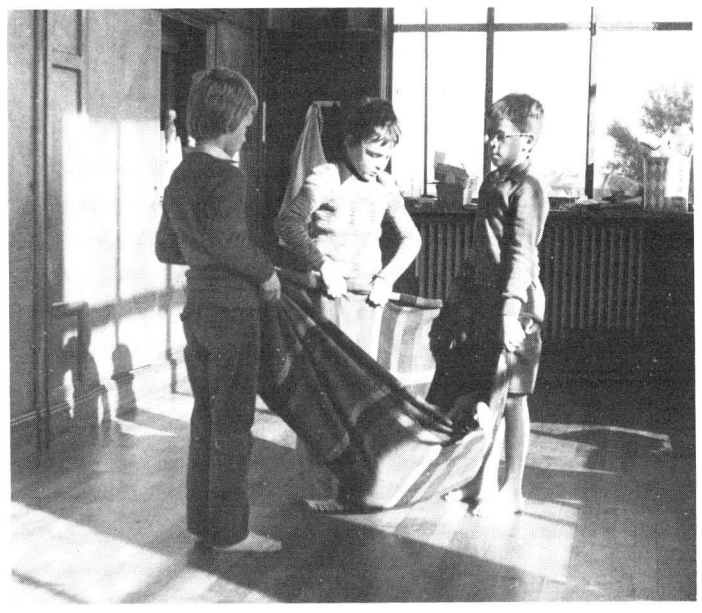

zu fördern. Wir wissen, daß man bei den Eutonieübungen, gleich in welcher Situation und bei welchem Körperteil, *die Einheit des Menschen* nie aus den Augen verlieren darf. Dadurch hatte die Behandlung der unteren Gliedmaßen auch einen günstigen Einfluß auf die Wirkung der oberen. Was auf das eine Einfluß hat, beeinflußt auch das andere.

Josefs Persönlichkeit verbesserte sich und seine Sicherheit wurde größer.

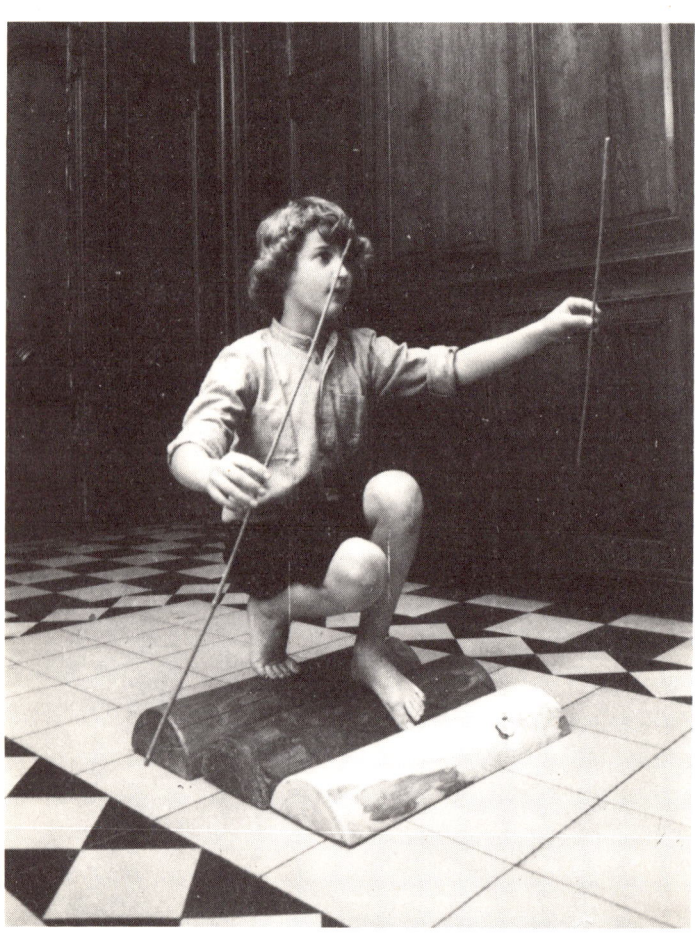

Gerda Alexander schreibt: »Während wir informiert werden über die Außenwelt, informiert uns ›le toucher‹ auch über uns selbst. Was wir berühren, berührt uns ebenso. Diese Tatsache ist durch ihre regulierende Wirkung auf die Tonusfunktion und auf das vegetative und emotionale Leben im wesentlichen die Quelle dieses beruhigenden Eindrucks von Einheit und Wohlbefinden, die durch die Arbeit mit ›le toucher‹ in der Eutonie entstanden ist« (1977, S. 92).
Die eutonische Arbeit mit Gelenk-, Hand- und Fingerübungen wurde ein wichtiger Erfolg im Programm, das ich mir mit Josef vorgenommen hatte. Im dritten Abschnitt, der das Schreiben behandelt, werde ich die Bedeutung und den Sinn der Übungen näher erklären.

3. Anwendungsmöglichkeiten

A. Grundsätzliche Gedanken zur Anwendung von Eutonie

Guck mal! . . . ein »neuer« Pullover!

Ben liegt auf dem Bauch. Die Lehrerin bittet ihn, die Kleidungsstücke, die er anhat, aufzuzählen. Er soll damit beginnen, was er auf seinem Bauch, auf seiner Brust, auf seinem Rücken und an seinen Armen fühlt. Ben freut sich, daß man sich dafür interessiert. Er faßt sofort an den Saum seines Hemdchens, zeigt und benennt es. Dann sagt er, daß sein Hemd einen kurzen Ärmel hat und zeigt das an seiner Schulter und an seinem Arm. Als die Lehrerin sagt, daß er über dem Hemd noch etwas anderes trägt, faßt er seinen Pullover an. Er spricht auch über die Farbe und das Muster. Die Lehrerin läßt ihn nun die Qualität wahrnehmen, und es ist für sie leicht, darauf hinzuweisen, daß Körper und Arme damit bedeckt sind, denn Ben liegt voll Interesse bewegungslos und ruhig, während er sich in seine Kleidung einlebt. Etwas später kommt er auf dem Spielplatz zu mir, stellt sich vor mich hin, zieht seinen Pullover hoch und sagt sehr stolz: »Guck mal . . . ein neuer Pullover!« Wir lachen uns beide zu. Durch diese und noch andere kleine Tatsachen komme ich immer mehr zu der Überzeugung, daß das Kind großes Interesse für seine Kleidung hat, und ich nehme mir vor, in den nächsten Stunden immer wieder mein besonderes Augenmerk darauf zu richten. Die Haut und die Qualität der Kleidung sind wichtige Elemente für die Entwicklung des Hautgefühls und des Kontaktes.
Das Kind ist sehr empfindlich für alles, was das Hautgefühl betrifft: hierzu gehören Empfindungen verschiedener Art wie

z. B. Wasser, Wind, Sand, Temperatur, Hautprodukte wie Babypuder und Salbe. Das Kind kommt nämlich durch die Haut hiermit in Kontakt.

Das Pflegen der Haut hat eine funktionelle Wirkung im Organismus, die mehr bedeutet als nur »sauber« sein. Hierzu sei bemerkt, daß Kleidung aus natürlichen Fasern synthetischen Stoffen vorzuziehen ist.

Den Unterschied, den Gerda Alexander (1977, S. 30 und 31) zwischen »toucher« und »Kontakt« macht, drückt sie folgendermaßen aus: »Durch die Berührung erfahren wir die Begrenzung unseres Organismus. Wir erleben unsere äußere Körperform. Durch den Kontakt gehen wir bewußt über die sichtbare Grenze unseres Körpers hinaus, wir bleiben also nur durch Berührung an der Peripherie der Haut. Durch den Kontakt schließen wir den uns umgebenden Raum in unser Bewußtsein ein. Er hat einen stärkeren Einfluß als die Berührung im Hinblick auf die Veränderungen im Tonus und in der Zirkulation.«

Wir sehen, wie Ben nicht nur die Dinge, die ihn umgeben – wobei die Kleidung an erster Stelle steht – kennen und schätzen lernt, sondern auch sein Selbstgefühl bestätigt wird, indem er z. B. voll Stolz die Aufmerksamkeit auf seinen neuen Pullover lenkt. In diesem Zusammenhang ist es interessant, daß die Erzieher aus Heimen für verwahrloste Kinder darüber klagen, daß die Kinder sich so unordentlich und geschmacklos kleiden.

Ich wäre so gerne ein anderer Junge

Erinnern wir uns wieder an Matthias, über den wir bereits im ersten Kapitel sprachen. Er kommt in die Klasse und gibt mir zwei sorgfältig beschriebene Blätter Papier: eine extra Schularbeit, die er freiwillig gemacht hat. Ich sage zu ihm: »Du hast das zu Hause gemacht?« – »Ja«, antwortet er, »ich bin erst ein bißchen ungezogen gewesen, und dann hab ich das gemacht« und setzt sich an seinen Platz. Er ist daran gewöhnt, sich übermäßig anzustrengen und das stört ihn wohl. Er schreibt nun sehr eifrig,

aber plötzlich seufzt er, sinkt in sich zusammen und wirft seinen Bleistift fort: er hat genug!
Einige Augenblicke später beginnt er wieder zu arbeiten. Ich sehe, daß sein Kopf schief hängt, seine Schulter auf der Seite der Schreibhand hochgezogen ist, als ob er eine Stütze sucht. Auf diese Weise nimmt er eine verspannte Haltung an. Eine leichte Berührung seiner Schulter durch die Lehrerin genügt, um sie zu entspannen und sein Hals richtet sich wieder auf. Manchmal klemmt er die Hand der Lehrerin zwischen seinen Kopf und seine Schultern, ein Zeichen, daß er Kontakt sucht.
Ich bitte ihn, sich mit den andern zusammen auf den Boden zu legen und sich zu entspannen. Dieser Hautkontakt beruhigt ihn. Er liegt ausgestreckt neben den andern, unglaublich ruhig – es ist schön anzusehen! Unbeweglich, mit geschlossenen Augen, konzentriert er sich auf diese Untersuchungsarbeit, die er sehr gerne macht. Manchmal macht er intelligente Bemerkungen: bei der Übung mit dem linken Arm empfindet er, daß das Gefühl nicht das gleiche ist wie im rechten Arm.
Er wundert sich über jede neue Entdeckung. Als er eine neue Kontrollstellung einnimmt, Knie und Oberschenkel gekreuzt,

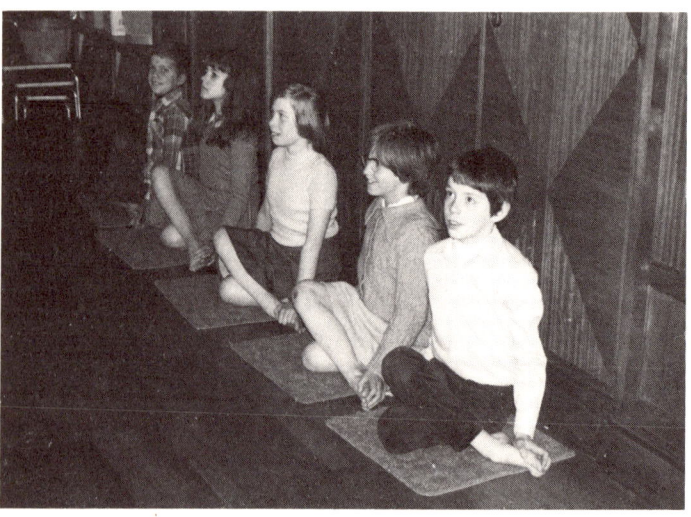

dabei auf den Sitzbeinhöckern sitzend, ruft er überrascht: »He, ... ist das mein Bein? – Wie kommt das dahin?«
Diese Haltung ist eine der *Kontrollstellungen,* in der man sich wohlfühlt, wenn es keine Gelenkbehinderungen oder außergewöhnliche Muskelverkürzungen oder -verlängerungen gibt.
Nachdem alle ein wenig gestöhnt haben (weil ein Schmerzgefühl auftrat), legen sie sich wieder hin. Es wird sehr ruhig im Saal. Einige Kinder beginnen zu erzählen, sie sprechen über persönliche, familiäre oder religiöse Probleme. Es wird wieder still. Plötzlich höre ich eine hohe Stimme, Matthias sagt: »Fräulein, ich wäre so gerne ein anderer Junge!« Dieser Ausspruch hat mich sehr erschüttert!
Eine Entspannungsstunde wöchentlich ist in jeder Beziehung zu wenig. Für solch einen Jungen wäre es besser, eine Zeitlang täglich 10 Minuten zu üben. Entspannung zwischen zwei Unterrichtsabschnitten ist ideal!

Die Rädchen rollen lassen

Die Kinder setzen sich auf eine Bank und stützen die Füße auf den Boden. Sie sollen nun die Qualität der Bank fühlen, indem sie auf ihr hin und her rutschen: »Fühlst du auch die Kleidung auf der du sitzt? Und fühlst du durch die Kleidung hindurch noch die Bank?« Dann lasse ich sie die Punkte suchen, auf die sie sich aufstützen, und zwar diejenigen, die sie am besten fühlen. Sie bewegen sich darauf nach rechts und links, vorwärts und rückwärts. Dann sage ich ihnen, daß sie nur mit einem Punkt und nur an einer Stelle gegen die Bank drücken sollen und gleichzeitig fühlen, was sich im Inneren verändert; dann sollen sie noch stärker drücken und plötzlich loslassen.
Sie ruhen sich aus, überlegen, was sie getan haben und machen das Gleiche mit der anderen Seite. Damit Stelle und Art dieses gefühlten Punktes deutlich werden, legen sie den Handrücken unter einen der gefühlten Stützpunkte auf die Bank und lassen die

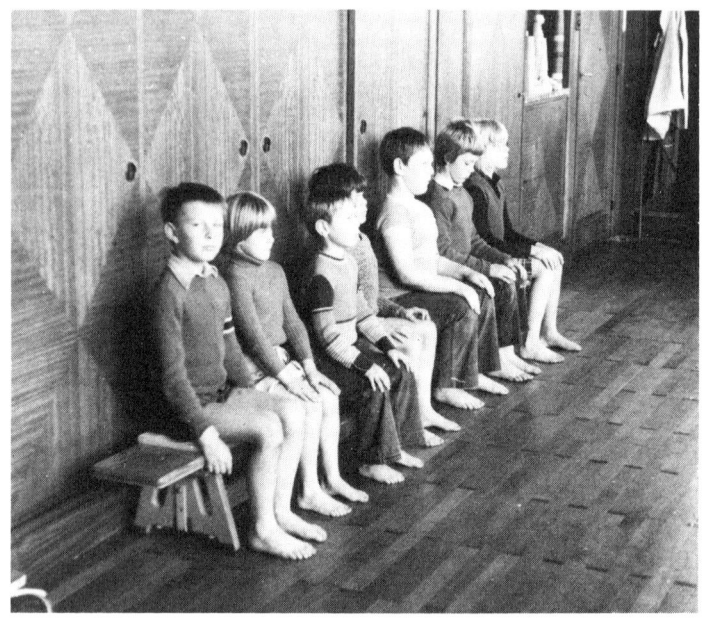

Kraft des Sitzens auf die Hand einwirken. Nach einiger Zeit empfindet eines der Kinder einen sehr starken Druck auf der Hand und schreit vor Schmerz auf. Franz zieht sehr vorsichtig die Fingerspitzen weg, um sie nicht zu zerdrücken. »Der Knochen ist hart und das tut weh!« ruft er lachend. Er rollt noch mal auf der Bank hin und her: »Er ist rund wie ein Rädchen!« Er versucht es nun auch mit der anderen Seite. Und dann versuchen alle Kinder, auf ihren »zwei Rädchen« zu rollen.
Auf diese Art und Weise entdecken die Kinder, daß die zwei tiefsten Punkte des Beckens, mit denen sie auf die Bank drücken, ihre Sitzbeinhöcker sind. Ich zeige sie ihnen dann auch am Skelett, einen an der linken und einen an der rechten Seite. Die *Sitzbeinhöcker* sind integriert, »in Gebrauch genommen«.
Nachdem die Schüler ihre Sitzbeinhöcker entdeckt haben, spornt die Lehrerin sie an zu »wachsen«! Sofort kann sie eine Veränderung in der Haltung und im Gesichtsausdruck in der Gruppe feststellen.

Während die Kinder zunächst in einer nachlässigen Haltung saßen, sich hängen ließen, im Rücken durchsackten, auf der Bank hin und her rutschen und sich drehten, nicht wußten, wo sie mit ihren Füßen bleiben sollten, nehmen sie nun eine gute, aufrechte Haltung ein. Man sieht, wie das Kind wächst, es macht den Eindruck, daß es »präsent« ist. Die Füße stehen mit einem kleinen Zwischenraum parallel zueinander, die Beine sind senkrecht; die Hände liegen auf den Oberschenkeln und die Atmung ist frei. Da ist *eine aufsteigende Linie, die das Rückgrat* bis zum obersten Halswirbel *aufrichtet* und sich von dort bis in (und durch) den Kopf fortsetzt. Durch die Verlängerung des Kopfes streckt sich die Wirbelsäule ohne ein Zusammenziehen der willkürlichen Muskeln, wodurch ein sehr angenehmes Haltungsgefühl entsteht. Die Verlängerung der Wirbelsäule durch den Kopf nennen die Kinder »meine Antenne ausfahren«. Gleichzeitig nehmen sie ein Haarbüschel und lassen es zufrieden durch ihre Finger gleiten bis es aufrecht steht. So verlängern sie zusätzlich ihr Rückgrat über den Kopf, indem sie das Haar hochziehen.

Das Kind schüttelt nun seine Schultern oder zieht sie hoch und läßt sie fallen, rund um den festen Stamm, der aufrecht bleibt. Das Kind hat seine Sitzbeinhöcker entdeckt und hat gelernt, sie mit einer gewissen Kraft gegen die Bank zu drücken. Die Haltungsmuskeln (die ganz unten liegenden, kurzen roten Skelettmuskeln) strecken sich durch den Druck auf die Sitzbeinhöcker. Das ist der sogenannte *Streckreflex,* der von jedem Knochen des Körpers ausgelöst werden kann. Die Muskeln haben nun selbst ihre richtige Tätigkeit gefunden, dort nämlich, wo der entsprechende Streckreflex mit den Muskeln zusammenarbeitet. Man sieht deutlich den Unterschied bei den Kindern, die den korrekten Sitz noch nicht gefunden haben: sie sitzen schief und verzerrt, denn sie benutzen andere Bewegungsmuskeln, um diese Kraft auszuüben.

Dieser Streckreflex ist eine Aktivität, die bei den Sitzbeinhöckern entsteht, und die durch die gleichmäßig aufeinander abgestimmten Körpersegmente weitergegeben wird. Eine solche zweckmäßige Regulierung der Kräfte wird auch *Transportreflex* genannt. Das Kind mit einem guten Transportreflex hat die Reorganisation gespürt, hat gefühlt, wie es wächst und hat den Kräftetransport, der durch das Knochengerüst geht, geschehen und sich entwickeln lassen.

Der Gebrauch dieser Kräftelinien ist der optimale Weg, um eine feste Haltung aufzubauen, die sich gleichzeitig an eine gesunde Körperbewegung anpaßt.

Die taktilen und kinästhetischen Empfindungen, die diese und noch viele andere Übungen uns bieten, führen zu einem reichen und lebendigen Vorstellungsvermögen des Körperbildes. Dadurch werden Wahrnehmung und Beobachtung angeregt und geschärft, auf Haltung und Bewegungen bei anderen Menschen zu achten. Ist es nicht erstaunlich, ein Kind sagen zu hören: »Fräulein, wenn mein großer Bruder auf seinem Fahrrad fährt, dann zieht er die Schultern ganz hoch...« und dann ahmt es die hochgezogenen Schultern auch nach.

Wir erinnern uns noch an die alten, schwedischen Turnstunden und die lauten Befehle: »Achtung! ... Gerade stehen!«

Für die meisten Menschen bedeutet das: Brust raus, hohler Rücken, Bauch einziehen, Atem anhalten, Kopf hoch, Kinn nach vorn, Arme langgestreckt an den Körper drücken. Hiervon ist bei unseren Kindern noch viel zu sehen.

Solche gewollt gespannte und forcierte Haltung hemmt den Transportreflex und verhindert seine Wirkung. Alle diese Anstrengungen verdrängen den natürlichen Reflex, der ein müheloses Aufrichten verursacht, und der zu freien und entspannten Bewegungen eines starken Skeletts führt.

Das Einsetzen der Kraft gegen einen unbeweglichen Widerstand mit einem bestimmten Körpersegment ist das Abdrücken oder *»repousser«*. Dies ist so ungeheuer wichtig für unsere Kinder, daß ich ihm besondere Aufmerksamkeit widmen möchte.

Wir schießen eine Rakete ab

Erinnern wir uns wieder an Josef. Eines Morgens (nach einem Wochenende) kommt er in die Klasse. Seine Haltung ist apathisch. Mit vorgebeugtem Kopf und beinahe geschlossenen Augen schaut er mich an. Ich nehme mir vor, mit ihm das »*Durchstoßen*« oder das »*repousser*« zu üben. Die meisten Kinder haben hiermit übrigens wenig Schwierigkeiten, wohl aber Josef. Er schafft es nicht sich »abzudrücken«. Um es ihm beizubringen, gebe ich ihm folgende Übung: er legt sich vor die Wand auf den Rücken, stellt die Fußsohlen gegen die Wand und zwar so, daß Unterschenkel und Oberschenkel einen rechten Winkel bilden, die Füße parallel nebeneinander mit dem gleichen Abstand wie die Sitzbeinhöcker. Ich sage: »Lieg' bequem; fühl' die Haut deiner Fußsohlen und auch das Holz der Wand. Du drückst nun (ich fasse die Knöchel und drücke sie nach vorn) – in der Verlängerung deiner Beine – *durch* die Wand.« Ich schaue mir die Bewegung in seinen Füßen an . . . das Resultat befriedigt mich nicht. Er wiederholt die Bewegung. Ich achte auf seine Atmung und bemerke, daß er seinen Atem festhält. Dann lege ich meinen Unterarm zwischen seine Fußsohlen und die Wand und lasse ihn wieder drücken.
Das, was ich nicht sehen konnte, spüre ich an meinem Arm. Erstaunt stelle ich das Gegenteil meiner Erwartung fest: er zieht seine Fußsohlen zusammen und beugt die Zehen in Richtung der Fußsohlen. Die Spannung in seinem Körper nimmt zu; durch die Anstrengung wird seine Atmung kürzer. Mein Arm empfindet nichts – seine Fußsohlen stützen sich nicht mal mehr dagegen – in seinen Füßen ist absolut keine Kraft.
D. Digelman (1971, S. 126) beschreibt auch einen ähnlichen Fall und sagt: »Die Arbeit mit der Kraft des Körpers erscheint uns besonders interessant beim Psychotiker. Man wundert sich, daß der Schizophrene unfähig ist, einen Gegenstand mit Kraft wegzustoßen. Machen wir viele Übungen mit ›repousser‹ vom Boden ab oder von der Wand. Das Gleiche kann beim Debilen vorkommen.«

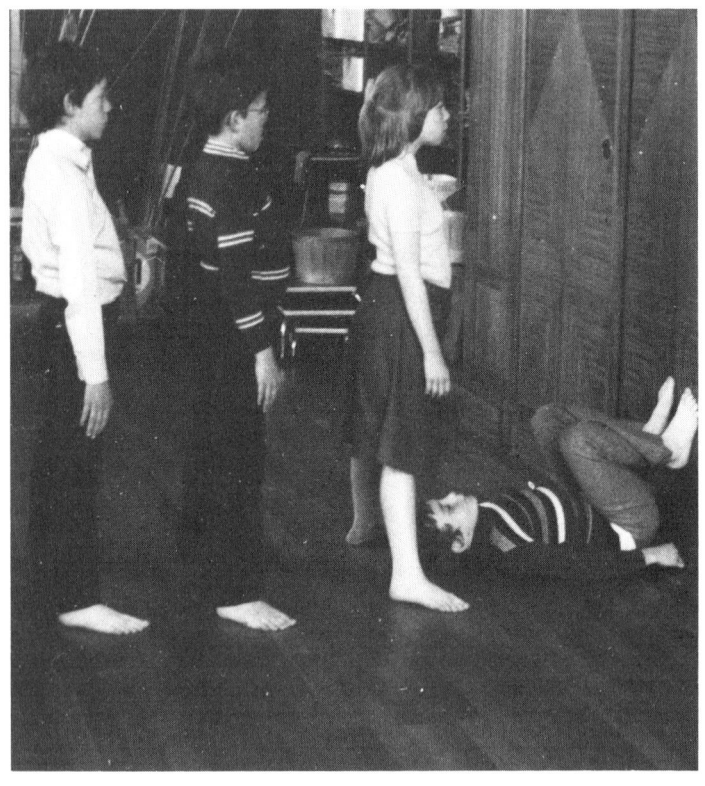

Was mache ich nun weiter? Ich lege ein dickes Stück Schaumgummi zwischen seine Fußsohlen und die Wand. Er hat jetzt etwas Konkretes, wogegen er drücken kann und die Kontrolle ist sichtbar. Wird er eine der vielen Reaktionen zeigen, die ich bereits bei anderen Schülern erlebte: kräftig, rasch, stark, durchstoßend, fest abstoßen, oder wird bei ihm im Gegenteil keine Kraft sein? Wenn es ihm gelingt, die Kraft durch die Füße nach draußen zu schicken, so wird diese von der Wand in umgekehrter Richtung zurückgeschickt. Diese Kraft nimmt einen bestimmten Weg durch Beine, Becken und Wirbelsäule bis in den Kopf. Der quadratus lumborum, der viereckige Lendenmuskel, der Becken und Brustkorb miteinander verbindet, hat hierbei eine wichtige

Funktion. Diese Wirkung hat einen vitalisierenden Einfluß auf das Knochengerüst (Gesetz von Leicle). Diese Übung ist eine Resensibilisierung der Kräfteverteilung. Der Körper wird über den Widerstand des Bodens durch das Knochengerüst reorganisiert und schließt mit ziemlicher Fahrt über den glatten Fußboden nach hinten. Das entschlossene Abdrücken, und zwar in einer bestimmten Reaktionsgeschwindigkeit, verursacht einen aktivierenden Effekt im Gehirn. Diese einzigartige Entscheidung beeinflußt die psychische Kondition des Kindes. Ich bin davon überzeugt, daß ein solcher Schüler, zuerst kraftlos und träge, imstande sein wird, später in neuen Situationen neue Entscheidungen zu treffen. Das Abdrücken kann auch ein Entladen von Aggressionen zur Folge haben. Außerdem gibt es noch Effekte auf psychischem, physiologischem, psychologischem und pädagogischem Gebiet. Hierüber werden wir noch sprechen.
Josef macht sich fertig, um sich abzudrücken. Er versucht es ein paarmal und drückt sich wiederholt mit seinen Füßen ab. Erfreut stelle ich fest, daß das Stück Schaumgummi jedesmal tiefer eingedrückt wird. Danach nimmt es seine ursprüngliche Form wieder an. Josef bleibt lange unbeweglich und konzentriert liegen.

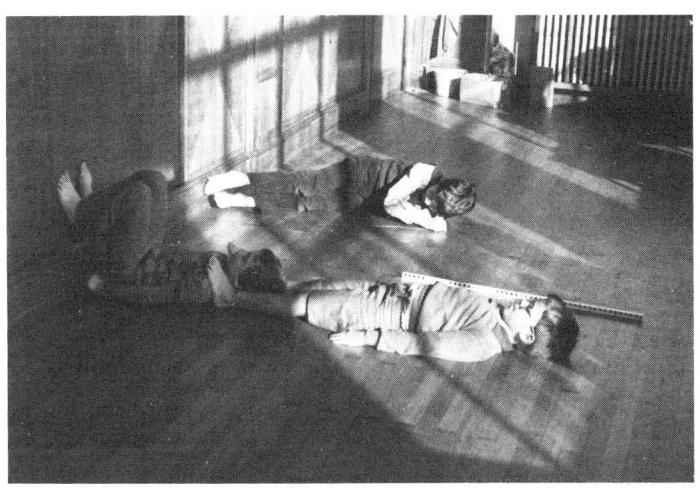

Mit einer enormen Geschwindigkeit und viel Kraft schießt er plötzlich nach hinten und bleibt mehr als 2 m weiter weg liegen. Er beeilt sich, um die Übung zu wiederholen. Schnell nehme ich das Schaumgummi weg und gebe ihm ein Stückchen Kreide, das er mit der Spitze auf den Boden hält. Auf diese Weise zieht er eine Linie, die die ganze Strecke grafisch andeutet. Der Strich kann gerade oder krumm sein, je nachdem, ob er gleichzeitig und gleichmäßig – oder nicht – mit beiden Füßen abgedrückt hat. Ich kontrolliere die Geschwindigkeit, sie beträgt 12 Stundenkilometer.

Sobald er wieder aufrecht steht, sehe ich, daß er zufrieden ist. Sein Gesicht strahlt, seine Haut ist weich und glatt und ein wenig rot, seine Augen glänzen; seine *Vitalität* ist erwacht! Das Sichabdrücken von der Wand, wie oben beschrieben, oder sich in aufrechter Haltung wie eine Rakete vom Boden abdrücken, das Anwenden von »repousser«, ist für alle eine Attraktion geworden. Die Schüler erfinden noch allerlei Möglichkeiten, um sich wegzudrücken:

1. Sie vergleichen den Abstand und messen die Länge ihrer eigenen Bahnen, wobei sie auf die entstandenen Figuren achten. (Wäre es nicht wünschenswert, daß Körperübungen und Kenntnisse von Maßen zusammengehören? Bei diesen und vielen anderen Schulfächern müßte mehr zusammengearbeitet werden.)
2. Hintereinander aufgestellt bilden sie mit gespreizten Beinen einen Tunnel, um den auf dem Rücken vorbeischießenden Schüler durchfliegen zu sehen.
3. Ein Partner, der mit seinen Füßen die Schultern des anderen berührt, oder ein Korb am Kopfende, werden mit »abgeschossen«.
4. Einige versuchen das »repousser« auf dem Bauch oder auf der Seite liegend.
5. Andere nehmen eine kleine Matte, stellen einen Balancierblock darauf, legen sich auf ihn und stoßen sich mit Matte und Block ab. Sie probieren hierbei immer wieder andere Möglichkeiten aus, drehen oder wenden z. B. den Block usw.

6. Sich gemeinsam in einem von zwei Kindern bemannten Raumschiff (einem kleinen Gummiboot) abschießen ist eine richtige Sensation!

Vor der Stunde oder als Erholung wird dieses »Abschießen« mit Begeisterung geübt.

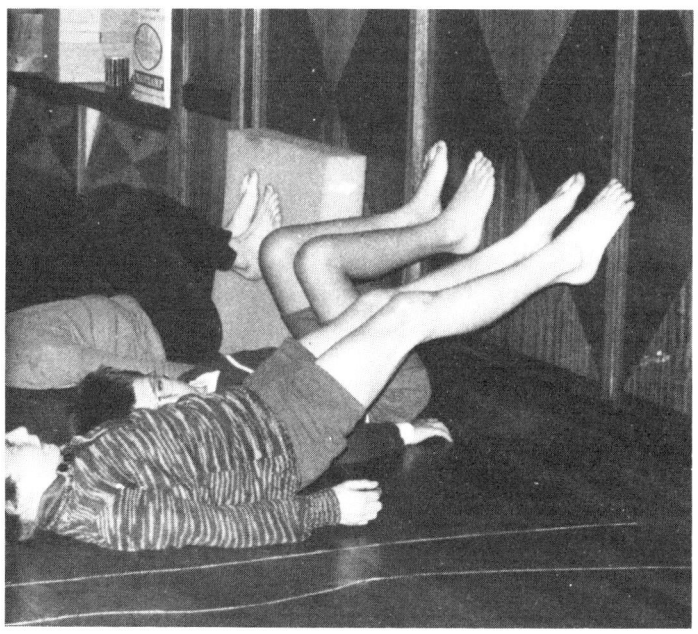

Folgendes geschah während der Schreibstunde: »Fräulein, darf ich mal eben eine Rakete abschießen?« Sebastian schaut mich lächelnd und mit fragendem Blick an.

Ich nicke zustimmend. Sofort fragt er: »Wieviel mal?« – Ich antworte: »Dreimal« – Glücklich dreht er sich um, nimmt das notwendige Material und schießt sich ab. Kurz danach kommt er schnell wieder auf seinen Platz zurück und schreibt weiter.

In einem selbstgewählten Augenblick und auf eine außergewöhnliche Weise kann man auf diese Art dem Entspannungsbedürfnis nachkommen und im ermüdeten Kind neue Kräfte mobilisieren.

Oh! ... wie warm!

Der *Körperinnenraum,* über den Gerda Alexander spricht, ist der Körperraum, der Inhalt innerhalb der Umgrenzung des Körpers oder der Körperhaut. Dieser Raum umfaßt das Körpervolumen in seinen drei Dimensionen: Höhe, Breite, Tiefe. Richten wir unsere Aufmerksamkeit auf den Körperinnenraum, so führt das zum Bewußtwerden des Knochenbaus, der Muskeln und Organe, d. h. der Körpermasse.

Sich auf die »Körpermasse« zu konzentrieren führt zu *niedrigem* Tonus, zu einem Gefühl des Schwerwerdens. Die Aufmerksamkeit nur auf das Skelett richten, *erhöht* den Tonus und gibt ein Gefühl des Leichtwerdens. Die Konzentration auf den Körperinnenraum *reguliert* den Tonus, d. h. setzt den Hypertonus herab und erhöht den Hypotonus.

Dem Kind ein Gefühl für den Körperinnenraum zu geben, geschieht durch das Erleben spontaner Reaktionen, die ganz verschiedener Art sein und bei manchen auch ausbleiben können: beim Strecken und Loslassen der Achillessehne kann an den Knochen, den Oberschenkeln und in der Leistenbeuge ein Wärmegefühl entstehen; (es kann auch eine Reaktion von »eiskalt« entstehen); beim Abdrücken der Füße gegen die Wand können die Kinder in den Lenden ein starkes Wärmegefühl haben, das die ganze Lendengegend ausfüllt. Durch den Körperdruck auf ein kleines, mit Kastanien gefülltes Kissen, auf Bambusstöcke oder auf Tennisbälle (man will hiermit erreichen, daß sich durch den Druck, und dadurch, daß man die typischen Eigenschaften des Materials präzisiert, bestimmte Körperteile entspannen), kann sich ein starkes Wärmegefühl entwickeln. Kälte- oder Wärmeentwicklung sind ein Zeichen dafür, daß der Organismus reagiert.

Durch eine systematische Arbeitsweise mit jedem Körpersegment führen diese spontanen Reaktionen zum *Inventarisieren* des Körperinnenraums, wodurch der Organismus in seiner Ganzheit angesprochen wird. Das Ziel des Bewußtmachens vom Körperinnenraum des Menschen ist: das Raumbewußtsein in seinem

Körper zu entwickeln, sich eine verlorengegangene Anwesenheit wieder bewußt zu machen, lernen, »präsent« zu sein in seinem Gehen und Stehen, während durch den Zusammenhang des inneren Körperraumes hindurch der Kontakt mit dem ihn umgebenden Außenraum erhalten bleibt. Was geschieht eigentlich, wenn ein Kind sich etwas anschaut, eine Situation, die jeder von uns schon erlebt hat, z. B. wenn wir eine Ausstellung besuchen?
Das Kind will etwas sehen, will es gut sehen! Es schaut zu und tut das eine Zeitlang. Es überanstrengt seinen Blick und bekommt bald einen »Knick« im Nacken: die Ermüdung tritt ein.
Was ist geschehen? Das Kind verlor sich mehr und mehr im Außenraum, wodurch sich der Körperinnenraum leider verminderte. Die Eindrücke des ihn umgebenden Raumes hat es mit den Augen abgeschnitten. Weil es keinen bleibenden, verfügbaren, inneren Körperraum »machte« und keine »Augen oder keinen

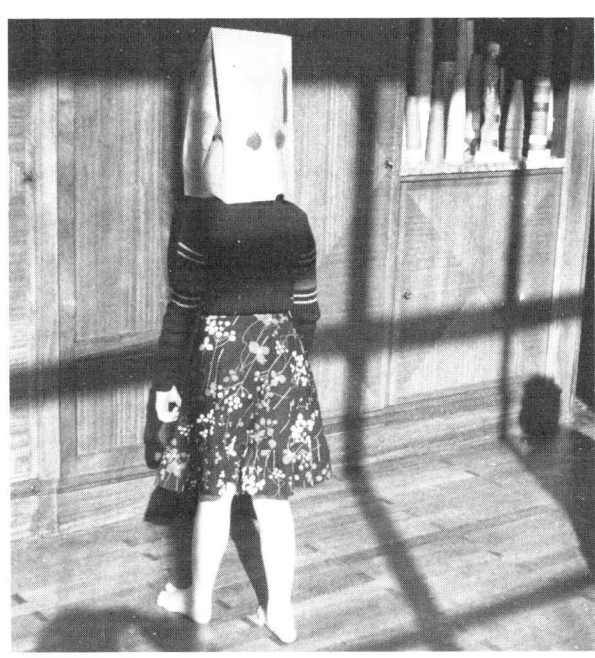

Blick auf seinen Hinterkopf setzte« (auf den Teil des Gehirns, der mit dem Seh- und Vorstellungsvermögen in Verbindung steht), wurde ein verlängerter Kontakt durch den Kopf unmöglich.
Wer mit dem Körperinnenraum arbeitet, reguliert die Spannung und öffnet sich seinen Eindrücken, kann Abstand von sich selbst nehmen und sieht die Dinge auf eine andere Art und Weise.
Die Kinder finden die Stunde über den Innenraum des Kopfes besonders interessant. Bewegungen mit der Verlängerung des Blicks machen ihnen besonders viel Spaß!
Dieses Prinzip wenden wir auch bei beiden Händen an. Durch »toucher« und »Kontakt« richten wir unsere Aufmerksamkeit auf den Handrücken, die Handfläche, den Raum zwischen Handrücken und Handfläche und den Raum zwischen der äußeren und inneren Wand der Haut. Hierdurch wird das Interesse für den Innenraum der Hand geweckt und für die Teile, die sie umfaßt: den Knochenbau und das Volumen der Knochen; z. B. die Gelenke oder Scharniergelenke, die die verschiedenen kleinen Segmente miteinander verbinden, sowie Muskeln und Sehnen.
Die Kinder staunen, wenn sie fühlen, wie das Blut bis unter die Fingernägel strömt, das durch die Wärmeentwicklung entsteht, wenn sie ihren Atem über die Handfläche in Richtung der Finger blasen. Was sie innerhalb der Hautfläche der Hand durch die Richtung ihres Atems fertigbringen, ist ein Austausch zwischen dem Außen- und Innenraum. Das Angeben der Blasrichtung ist eine gute Gelegenheit, das Bestimmen der Richtung zu erfahren.
Die Kinder wissen, daß der Raum um ihre Hände, so wie der Raum um ihren Körper herum, ihnen gehört.
Lutz saß neben mir auf der schwedischen Bank, als ich ihm sagte, er möge sich von seinem inneren Raum aus in Kontakt mit dem ihn umgebenden Raum bewegen. Ich sagte: »Lutz, der Raum über deinem Kopf und der ganze Raum um dich herum ist von dir, nimm ihn mit, wenn du dich bewegst.«
Er antwortete: »Ist das alles von mir? Der Raum von mir allein? Das geht doch nicht, wenn wir gegeneinander stoßen, komme ich in Ihren Raum, Sie nehmen mir meinen Raum weg – das darf nicht sein.«

Das Interesse ist geweckt. Dies zeigt sich durch folgenden Dialog: Paul entdeckt seine Rippen, während er auf der Seite liegt und er fragt: »Was ist das?«
Die Lehrerin: »Rippen – du hast zwölf davon.« Paul: »Oh, soviel!« Lehrerin: »Ja.« Paul: »Wenn man größer wird, werden es dann mehr?« »Nein, es bleiben gleich viele!« Paul: »Ein großes Tier, wieviel wird das wohl haben? Und die von einem Elefanten, die müssen aber dick sein.«
Aus eigener Bewegung bringen die Kinder Bilder vom menschlichen Körper mit, von den Muskeln, Organen und vom Skelett. Hubert pauste ein Skelett auf durchsichtiges Papier durch.

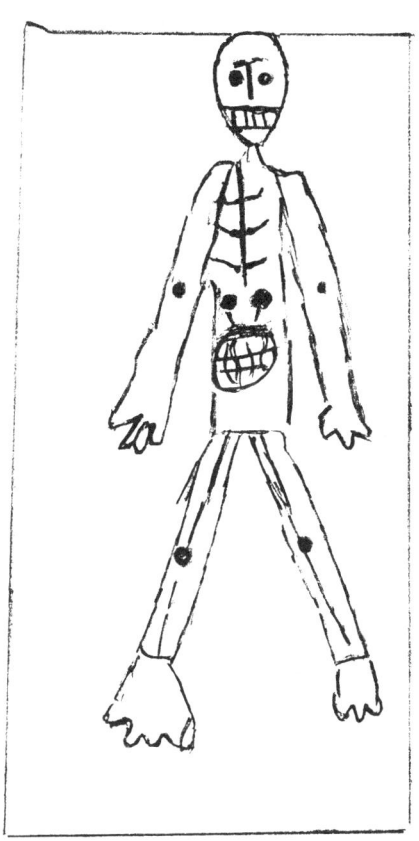

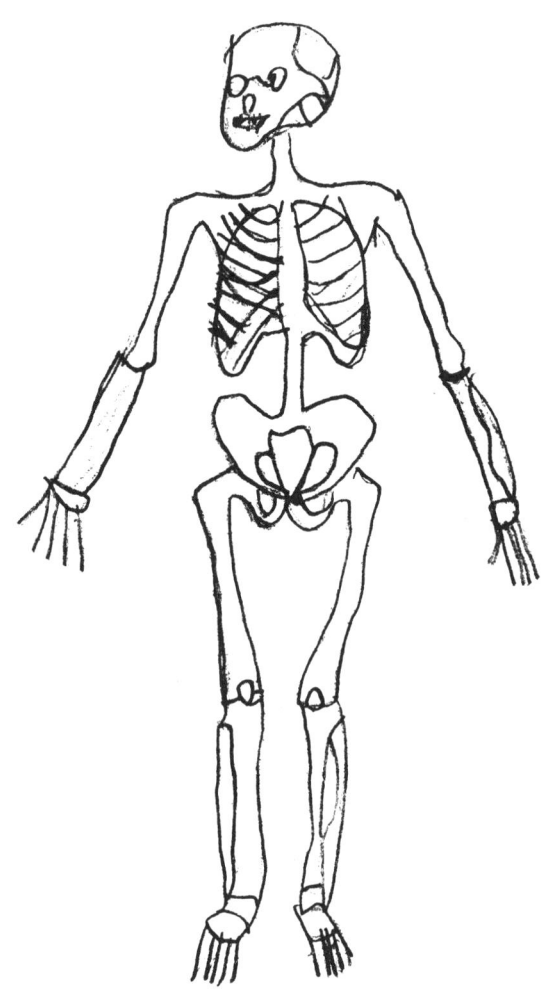

Sich eutonisch bewegen und mit dem Bewußtsein des Körperinnenraumes leben, ist sehr angenehm. Es gibt uns ein Gefühl der Offenheit, Kraft, Leichtigkeit und des Verfügbarseins.

Was ist da drin?

Eine kleine Gruppe neugieriger Kinder schaut gespannt und überrascht in eine Dose, in der eine Menge auffallender, roter, grüner und gelber Säckchen liegen. »Sucht euch eins aus!« sagt die Lehrerin und sofort nimmt sich jedes Kind eins heraus. »He, was ist das?« rufen sie durcheinander, »was ist da drin?« Mit den Händen betasten sie die gehäkelten, wollenen Säckchen, mit den Fingerspitzen fühlen und drücken sie die lockere, klappernde Füllung hin und her. Jeder von ihnen glaubt zu wissen, was darin ist und sagt etwas darüber.
»Ich weiß es, das sind Verschlüsse von Kakaoflaschen!« – »Nein, die sind nicht so dick.« – »Es sind Pflastersteine!« – »Nein, die würden schwerer sein.« – »Es sind kleine Steinchen!« – »Es sind Nüsse.« – »Guck mal, ich sehe es!« Mit ihren Fingern bohrt Anja in die losen Maschen der Häkelarbeit, schielt hindurch und sagt: »Es sind Kastanien!« Und dann werden die Säckchen gerüttelt und geschüttelt, hochgeworfen und wieder aufgefangen, um die Kastanien zu hören. So ein Säckchen oder kleines Kissen ist 20 mal 25 cm groß und enthält ungefähr 750 g getrocknete, wilde Kastanien.
Die Gegenstände durch »toucher« zu erfassen ist bei allen zur Gewohnheit geworden, die ihr Tastgefühl entwickelt haben. Dadurch lösen sich die örtlichen Spannungen, und die stets sich anpassende Berührung kann durch ein erneuertes und verfeinertes Tastgefühl auf eine andere Weise die Art, Qualität und das Gewicht des Objektes wahrnehmen. Die Erfahrungskenntnisse bereiten Bewegungen vor, die typisch, leicht und harmonisch sind.
Wenn das Kind die Kastanien mit der Hand wegwirft, nehmen seine volle Hand sowie der Arm das Gewicht, die Kraft, die Geschwindigkeit und die Entfernung wahr. Die Bewegung, die in der Peripherie entsteht – in diesem Fall in der Hand – ruft Reaktionen im Körperzentrum hervor und in den Füßen, die in Berührung mit dem Boden stehen.
Die *Bewegungsbeherrschung* wird durch einen angepaßten

Tonus gewährleistet, der im Hautgefühl durch das Greifen, durch den Widerstand der Füße gegen den Boden und durch das Suchen nach Gleichgewicht entstanden ist.
Während des Werfens richtet sich die Aufmerksamkeit derjenigen, die eine geübte Beobachtungsgabe besitzen, auf die Haltung und den Standort des Körpers im Raum, auf die Sensibilität der leeren Hand, auf die Luft unter den Achseln und auf die passiv schwingenden Arme. Der Effekt ist dann die harmonische Ausführung einer ausgeglichen-in-Bewegung-seienden Persönlichkeit.
Griff, Wurf und Fang können aber auch zurückhaltend und ängstlich ausgeführt werden, mit verkrampften, gegen den Brustkorb gedrückten Armen und geschlossener Achselhöhle, so daß die Bewegungen spärlich, kurz und abgehackt sind, die Gliedmaßen unbeweglich, die Arme stocksteif in die Luft gestreckt. Das sind dann Bewegungen, die nicht locker und geschmeidig sind, und die nicht von einer totalen und harmonischen Qualität zeugen.
Diese und die folgenden Tätigkeiten sind Anwendungen des Studiums des Körperinnenraums: wir folgen nun den Schülern, die sich »eutonisch bewegen lernen«, d. h. »mit dem inneren Körperraum« in Beziehung zu Menschen und Material sind.
»Ich habe eine Idee«, ruft Pierre und wirft sein Säckchen mit Kastanien weg. Mit einem Knall schlägt es auf und bleibt bewegungslos liegen – alle werden still! – »Wirf du auch mal, Chris«, ruft er und schon plumpst ein zweites Säckchen auf. »Mein's liegt weiter weg!« Alle wollen nun mitmachen. Es bildet sich im Nu eine Gruppe. Sie stellen sich hinter die Startlinie und jeder wirft der Reihe nach. »Mimi, paß auf, flieg nicht mit!« ruft Rolf, denn ihr fällt es schwer, das wegfliegende Gewicht loszulassen, sie läßt sich gleichsam mitziehen. Als jeder gespielt hat, messen sie den Abstand zwischen ihren Säckchen und vergleichen untereinander ihre Ergebnisse.
Um vergleichen zu können, darf der Spieler, während er nach dem zweiten Säckchen schaut, das erste nicht aus den Augen und dem Gedächtnis verlieren, und umgekehrt. Hierbei ist es sehr

wichtig, daß man den Hals geschmeidig drehen kann, und daß die Bewegungen in den einzelnen Teilen des Schultergürtels getrennt geschehen. Aber ebensowichtig ist, daß der Blick unabhängig von der Kopfbewegung ist. Wenn der Kopf z. B. nach links dreht, um nach den Kastanien zu sehen, muß es möglich sein, nur die Augen nach rechts zu drehen, um das zweite Säckchen zu suchen, und den Abstand vom ersten nur durch Blicke zu vergleichen. Die Übung von der *Blickanpassung* gehört zu den Stunden über den Innenraum des Kopfes.

Plötzlich entsteht eine neue Dynamik in der Gruppe: die Kastaniensäckchen kommen in Bewegung. Sie fliegen hoch und man hört sie klatschend und plumpsend in die Hände fallen. Aufs neue werden sie in alle Richtungen geworfen und aufgefangen. Nun ist es interessant, sich das Aufklatschen der Kastanien anzuhören: unerwartet entsteht ein rhythmischer Trommelwirbel. Alle hören zu und folgen instinktiv der Kadenz des *Rhythmus:* das Säckchen wird hochgeworfen, fällt mit einem Schlag nieder, wird in der Hand einige Male rhythmisch geschüttelt und wieder hochgeworfen. Und so geht das rhythmisch musikalische Spiel weiter.

Die *Kräfteverteilung* anpassen: Im Schütteln und wieder Hochwerfen des Säckchens liegt bereits die Bewegung des Auffangens. Man sieht immer wieder neue Griffe und angepaßte Körperbewegungen, die dem Greifen folgen und im Kind das freudige Gefühl erzeugen, neue Wurf- und Bewegungsmöglichkeiten zu erfinden, während die auditiven Reize der klappernden Kastanien den dynamischen Charakter anspornen.

Die stimulierende Dynamik beeinflußt ihrerseits die Art und Weise des Werfens, die Richtung, in die das Säckchen geworfen wird und die Bewegungen des Körpers.

Die von der Hand ausgehende Bewegung hat auch durch das Gewicht der Kastanien eine stimulierende Kraft, die den Körper anregt, dieser Kraft zu folgen. Die Arme schwingen um den Körper und es ist unglaublich zu sehen, wie die *Augen-Hand-Koordination* zustande kommt, auch wenn unerwartete Drehungen und Bewegungen des Körpers entstehen. Hierbei entdeckt ein jeder seine Bewegungsmöglichkeiten oder Bewegungsbehin-

derungen, und er erhält die Chance, seine Persönlichkeit in einer nicht vorgeschriebenen Aktivität zu bestätigen, ohne daß der Lehrer eingreift.
Wir haben also das »eutonische Bewegen« erlebt, das durch die Beherrschung des eigenen Körperraumes in Verbindung mit dem äußeren Raum bestimmt wird. Wir können noch hinzufügen, daß das Erlebnis vom Entstehen eines gemeinsamen Rhythmus überraschend und angenehm ist, und daß es ein Gefühl der Zusammengehörigkeit entwickelt.

Ich fühl' es noch immer!

Jedes Kind hat zwei Kastaniensäckchen, stellt sich damit neben einen Klassenkameraden und legt die Säckchen auf den Boden, vor jeden Fuß eins. Die Schüler stellen die Füße parallel nebeneinander und zwar in der Breite des Beckens. Sie arbeiten ohne Schuhe. So sind die Zehen und Füße nicht verkrampft, was in Schuhen oder Pantoffeln häufig der Fall ist. Sie laufen in warmen Socken, am liebsten in wollenen, um sich gegen Kälte zu schützen, denn durch Kälte ziehen sich die Muskeln zusammen und durch kalte Füße sinkt die Körpertemperatur. Wir vergessen auch nicht, daß die Luftschicht zwischen Haut und Strümpfen aus natürlichen Fasern entspannend wirkt.
Bei einigen Übungen, die man nicht auf einem Parkettfußboden ausführen kann, weil er zu glatt ist, arbeiten die Schüler mit bloßen Füßen, allerdings muß der Boden dann genügend warm sein. Die Kinder brauchen ihre Socken nicht auszuziehen, wenn wir mit kleinen »rutschfesten« Matten arbeiten. Diese sind in vielen Fällen von großem Nutzen. An anderer Stelle werde ich noch eingehender über das benutzte Material sprechen.
Befassen wir uns nun mit der Motorik der Kinder und hören wir uns den Kommentar einzelner Kinder aus der Gruppe an. In den vorangegangenen Stunden haben wir den Fuß behandelt, ihn gefühlt und entdeckt, und viele Bewegungsmöglichkeiten geübt.

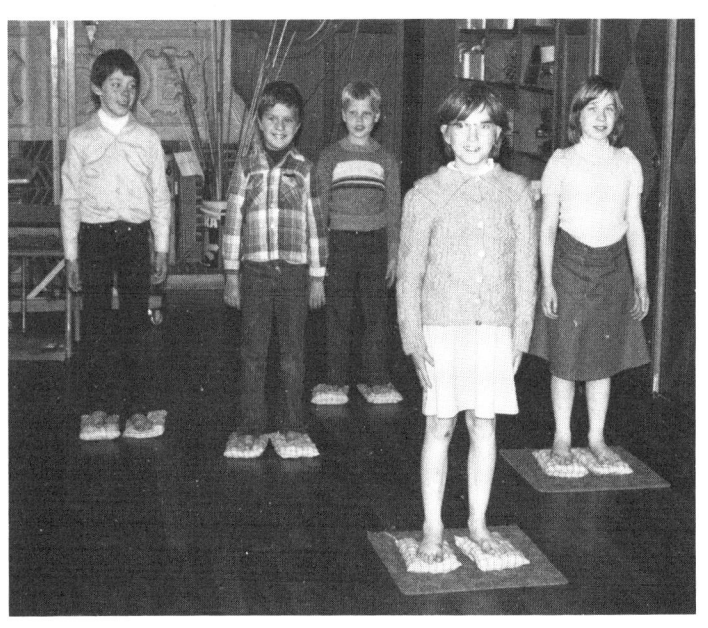

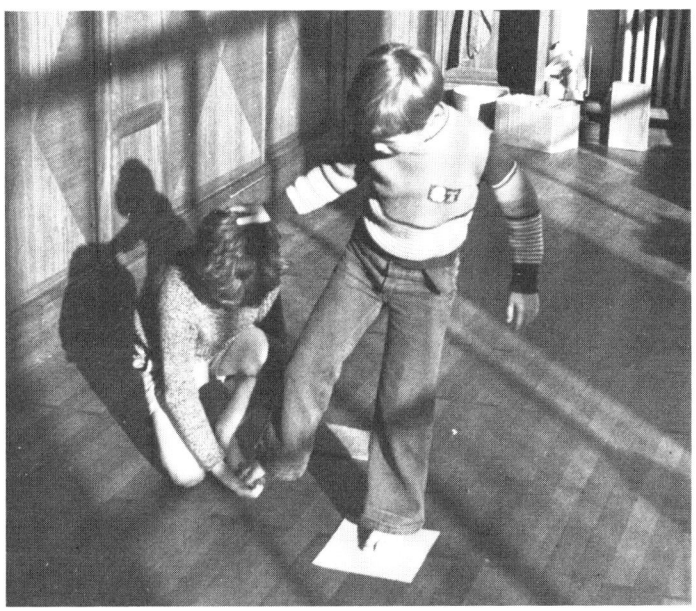

Die Fußsohle wurde mit »Fett« eingerieben und dann auf Papier abgedrückt, so daß man die Form sehen konnte und die Stellen, an denen der Fuß den Boden berührte. Alle diese Tätigkeiten verstärken das Bewußtsein für den Fuß.

Und hier folgt das Gespräch: »Worauf stehen deine Füße?« – »Auf dem Fußboden.« »Ist der Fußboden hart oder weich?« – »Hart«. »Ist er aus Holz oder Stein?« – »Holz«. »Fühlst du den Boden mit dem rechten Fuß?« – »Ja!« »Versuche nun mal mit dem rechten und dem linken Fuß gleichzeitig den Boden zu fühlen! – Stehst du fest?« – »Ja!«

Einer nach dem anderen spürt nun den Wunsch, sich auf die Kastanien zu stellen. Und dann geschieht es!...

Der spielerische Charakter dieser Übung verfehlt seine Wirkung nicht. Wir erinnern uns alle noch wie schön es war, »Füße vom Boden« zu spielen – auf einer begrenzten Fläche zu stehen – über etwas zu laufen, das höher oder niedriger als der Boden war – auf etwas zu treten – über einen Eisblock zu schieben – in eine Pfütze zu springen. Aber haben wir jemals auf einem zusammengepackten Häufchen Kastanien gestanden? – »Oh, es knackt!« – »Es tut weh!« – »Au, Au«, rufen einige. Die Kastanien werden nun mit allen Teilen der Füße abgetastet. Dann wird es still. Jeder steht bewegungslos da!

Nun folgt ein zielbewußtes Sich-Konzentrieren und Beobachten:
- »Stehst du auf wenigen oder vielen Kastanien?« – »Auf vielen.«
- »Was fühlst du?« – »Es ist hart... rund... und sticht...«
- »Fühlst du noch den Fußboden?« – »Nein.«
- »Wie hoch stehst du über dem Fußboden?« – »So hoch...« (Das Kind zeigt den Abstand mit den Händen.)
- »Sind alle Kastanien gleich groß?« – »Ich fühle auch ganz kleine!...«
- »Fühlst du auch Zwischenräume zwischen den Kastanien?« – »Ja!«
- »Ja, da ist Luft.« »Fühlst du die Kastanien überall gleich stark?«
- »Nein, nicht überall, hier stechen sie am meisten!«

- »Denk nun an deinen rechten Fuß. Such dir eine Kastanie, die du am stärksten fühlst... Wo ist das?«
- »Unter meinen Zehen!« – »Unter meinem großen Zeh!« – »Unter meiner Ferse!« – »Unter meinem Fußballen!«
- »Darf die Kastanie in deinen Fuß hereinkommen?« – »Ja.«
- »Versuche mal, ob du es fühlst, kommt sie tief oder nicht?«
- »Ganz tief.«
- »Laß die Schmerzen, die du jetzt spürst, jetzt mal in die Kastanien gehen und dann in den Fußboden!«
- »Fühl mal, ob unter deinen Zehen auch Kastanien sind, an der Innenseite des Fußes, unter deiner Ferse, an der Außenseite?« (Dasselbe wird nun auch am anderen Fuß ausgeführt.)
- »Fühlen beide Füße die Kastanien?« – »Ja.«
- »Mach nun mal eine kleine schaukelnde Bewegung, vor und zurück. Paß gut auf! Deine Füße fühlen, was nun passiert.« Dann stehen alle still. Die Kinder rufen: »Oh, meine Füße sind so warm!« – »Meine Füße auch!« – »Die Kastanien tun nicht mehr weh.«

Sie stellen sich wieder auf den Fußboden: »Meine Füße sind so weich und geschmeidig geworden!« – »Ich fühl jetzt so gut wie ich stehe!«

Bei anderer Gelegenheit erzählen sie nochmals laut, daß sie die Kastanien so gut in ihren Füßen fühlen, und daß sie auch später noch die Wirkung davon spüren, das *Nachgefühl*.

Den Kontakt mit dem Boden, der meistens unbewußt ist, haben sie nun wieder oder besser fühlen gelernt.

Sie erfahren nicht nur, daß ihre freie Meinungsäußerung von der Lehrerin anerkannt wird, sondern sie lernen auch die Meinungen aller anderen kennen und akzeptieren. Das Kind merkt, daß seine eigene Empfindung nicht unbedingt die gleiche wie die seiner Klassenkameraden sein muß, und es wird auch lernen, die unterschiedliche Meinung der anderen zu akzeptieren.

Wir sehen, daß Eutonieübungen nicht nur den Kontakt zwischen dem Körper und der »festen« Umgebung fördern, sondern daß sie auch zu einem Dialog mit den Mitmenschen führen und ihn sogar bestimmen. Wir wissen, daß manches Sonderschulkind große

Schwierigkeiten hat, seine Gedanken und Gefühle geordnet in Worte zu fassen. Hier sehen wir, daß die Eutonieübungen, die einen Beitrag zur Sprachentwicklung liefern, in Wirklichkeit die ganze Persönlichkeit beeinflussen.

Festen Boden unter den Füßen...

Als Josef wieder seinen »Fuß an Land setzte«, d. h., als er von den Kastanien herunterkam und sich mit beiden Füßen wieder auf den Fußboden stellte, wurde seine Aufmerksamkeit durch einige Fragen der Lehrerin noch einmal auf das Fühlen mit den Füßen gerichtet. Es entstand folgendes Gespräch zwischen der Lehrerin und ihm:

- »Stehst du ganz nah am Boden oder weiter weg?« – »Ganz nah am Boden.«
- »Stehst du fest?« – »Ja, und erst jetzt weiß ich, daß ich Füße habe.«
- »Ist das wahr?« – »Ja, und jetzt sind die Füße wirklich von mir!«

Ich möchte noch einmal auf den Anfang der Übungen zurückkommen – als die Kinder auf dem Boden standen – und noch etwas tiefer auf den Verlauf des Lernprozesses eingehen.

Genauso wie die anderen Schüler, stand Josef auf dem Boden, konzentrierte sich auf die Füße und machte Kontakt mit dem Fußboden. Der Kontakt war wahrscheinlich »ungenügend«. Er stellte sich dann auf die Kastanien, der Kontakt wurde besser, auch der Kontakt mit dem Boden durch die Kastanien hindurch. Er tritt wieder auf den Boden zurück und der Kontakt ist jetzt besser, geschlossener und tiefer; man kann von einer »festen und engen Verbundenheit« sprechen.

Im Gegensatz hierzu bekommt man beim Gehen durch losen Sand deutlich ein Gefühl der »Unfestigkeit«. Allein die Tatsache, daß man normal auf dem Boden steht, daß es sich »hart« anfühlt, gibt uns Halt und Sicherheit, man tritt fester auf. Und das ist angenehm und beruhigend.

Wir stellen fest, daß in den Füßen verhärtete Zonen sind. Das »sehr schmerzliche« Gefühl, über das der eine Schüler mehr klagt als der andere, weist auf lokale »Spannungsknoten« hin. Durch Verkrampfung werden manche Teile des Fußes undurchlässig für einen »wirklichen Kontakt« mit dem Boden. Die Konzentration auf die Berührungspunkte mit dem Boden ist »ungenügend«, um die Verkrampfung zu lösen. Durch die Kastanien, die eine Entspannung herbeiführen, ist der Kontakt wiederhergestellt oder verbessert worden.

Die aufrechte Haltung erfährt eine Verbesserung, die dank der »Verbesserung« in den Füßen entsteht. Josefs Aufmerksamkeit richtet sich spontan auf die Kontaktflächen mit dem Boden und er beobachtet die Verteilung seines Körpergewichts. Weil seine Aufmerksamkeit hierfür größer wurde und er Leben in seinen Füßen fühlt, empfindet er ebenfalls, ob das Gewicht auf einer bestimmten Stelle schwerer liegt als auf einer anderen, und so kann er das Gleichgewicht suchen und seine Gewichtsverteilung beherrschen.

Eine ungleichmäßige Gewichtsverteilung kommt bei jedem vor. Das ist z. B. an Schuhsohlen zu sehen, wobei die eine mehr verschlissen ist als die andere; am Innen- oder Außenrand, wo eine Seite dünner geworden ist; an einem schiefen oder abgelaufenen Absatz. Nicht nur die Schuhmacher wissen davon zu berichten, auch in der Konfektion muß man mit hängenden Schultern, Skoliosen und Kyphosen rechnen. Und nicht zu vergessen sind die Therapien, die Orthopäden, Krankengymnasten und Ärzte anwenden, um die Folgen dieser ungleichmäßigen Gewichtsverteilung zu bekämpfen. Der Druck in den Füßen ist natürlich von den Stellungen und den Veränderungen, die man vornimmt, abhängig. In jeder neuen Situation, bei jeder neuen Gewichtsverteilung soll man danach streben, die Füße fortwährend anzupassen. Um das Gleichgewicht zu suchen, sollten wir keine anderen Spannungen im Körper einsetzen. Diese würden zwangsläufig eine verkrampfte Haltung und Mißbildungen im Körperaufbau verursachen, wodurch die Füße noch mehr belastet würden. Je nachdem wie geübt der Fuß ist, kann er sich an stabile

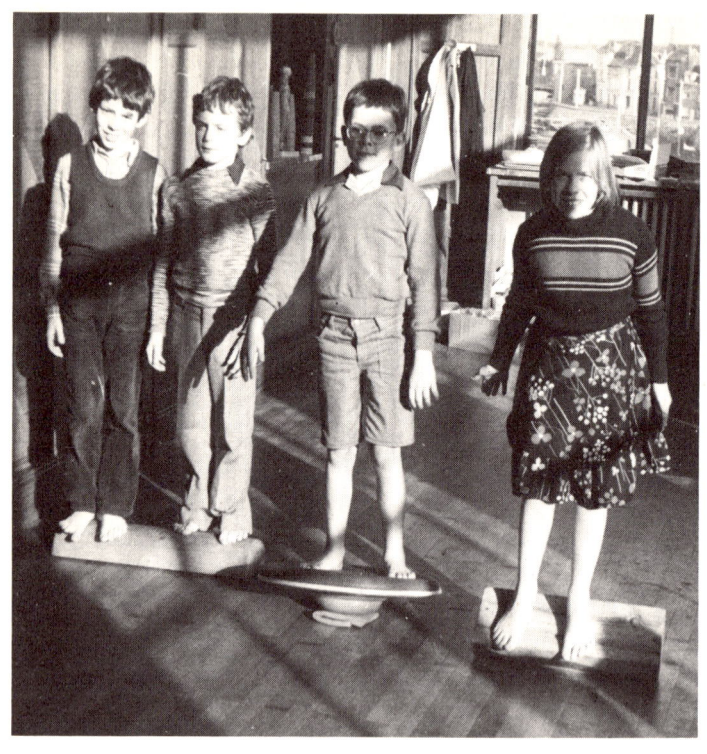

oder labile Widerstände, an eine ebene Fläche oder Unebenheiten anpassen und in den verschiedenen Segmenten das Gleichgewicht finden. Ein leichter Widerstand in einer statischen Haltung, vertikal auf die Kontaktfläche gegeben, kann das Körpergewicht ins *Gleichgewicht* bringen.

Ein »leichtes« Abdrücken hält uns mit der geringsten Anstrengung aufrecht. Bei zahlreichen, örtlichen Verkrampfungen liegt die Ursache darin, daß man vom »repousser« nicht, oder nur teilweise Gebrauch macht.

In der Eutonie werden »toucher, Kontakt und repousser« der Füße mit und gegen den Boden durch die Materie Tennisbälle, Bambusstöcke oder Balancierblöcke realisiert. Es sind Raumleiter zwischen Boden und Füßen, Leiter, die die Fußzonen emp-

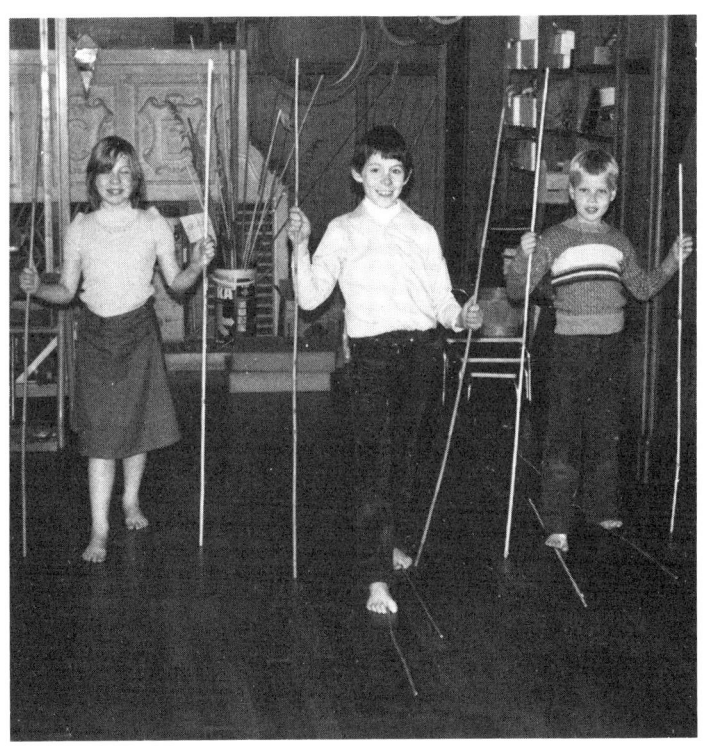

findlicher und lebendiger machen und mit dem Boden verbinden. Genauso wie bei den Kastanien geschieht das durch Druck, durch ein stark durchdringendes, kinästhetisches Gefühl, welches die Tiefensensibilität entwickelt.

Als Balanceübung machen wir ein schönes Spiel, worauf alle versessen sind. Die Spielregel: an der aufrechten Haltung darf nichts verändert werden. Aufgabe: man balanciert sich selbst vor- und rückwärts. Verlauf: Der Schüler steht zwischen den nach vorne ausgestreckten Armen der Lehrerin, die das Körpergewicht des Schülers in Höhe des Schultergürtels mit einem Arm auffängt und wegstößt.

Der Körper neigt sich vorwärts, berührt den Arm der Lehrerin, die das Kind mit dem Arm wegdrückt. Dann geht das Kind über

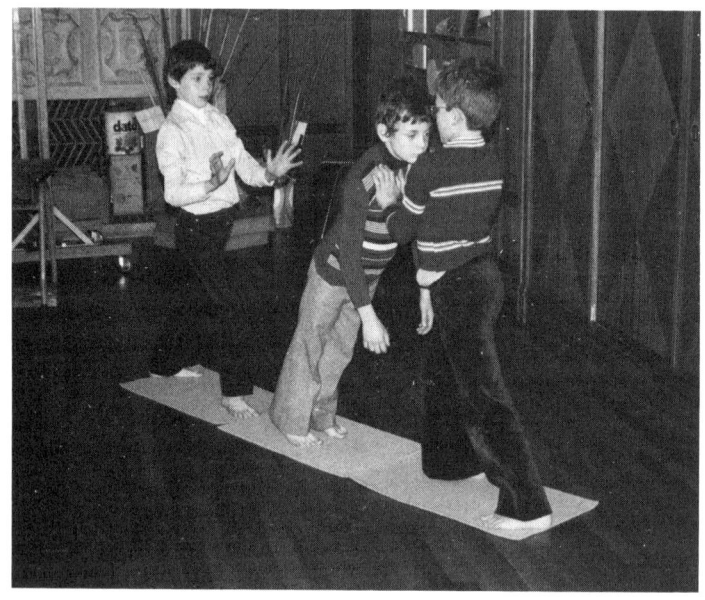

die Ausgangsstellung hinweg rückwärts und wird vom anderen Arm der Lehrerin wiederum weggedrückt. So schwingt der Körper vor und zurück. Der Abstand zwischen den Armen kann verändert werden, wodurch der Neigungsgrad vergrößert und verkleinert werden kann. Bei gleichzeitiger Beibehaltung des Streckreflexes verlagert sich der Schwerpunkt des Körpers vorwärts und rückwärts. Der Verlauf einer guten Wirkung liegt auch in der Geschmeidigkeit der Knöchelgelenke. Durch das ständige Fühlen und Wahrnehmen wollen wir die Aufmerksamkeit auf die innere Verbindung der verschiedenen Fußteile untereinander lenken, ohne dabei das Gefühl für die Ganzheit zu verlieren. Bei der Verlagerung des Schwerpunktes im Fuß muß man also stets bewußt fühlen, wie die Signale an die Knöchel, die Beine, den Rumpf, den Kopf und die oberen Gliedmaßen weitergegeben werden. Dies führt zu einer vollständigen Tonusregulierung der posturalen Muskeln. Aus dem Obenbeschriebenen sehen wir, wie wichtig unsere Füße sind. Darum wollen wir die Füße in

unser Körperschema aufnehmen und durch das Tasten und Fühlen die Tiefensensibilität entwickeln, die Muskelinnervation und -arbeit verbessern, wodurch die Zirkulation zunimmt und die Steifheit verschwinden wird. Die Geschmeidigkeit wird die Beweglichkeit der Füße vergrößern.
Sobald die Klasse einen Schüler sieht, der auf diese Weise balanciert, beginnen alle zu lachen und wollen es auch versuchen. Der behandelte Schüler genießt natürlich am meisten. Ist es nicht ein herrliches Gefühl, wenn man fühlt, wie man sich sehr leicht und schnell hin und her bewegt? »Es erinnert uns an einen ›Roboter‹!« rufen die Kinder.

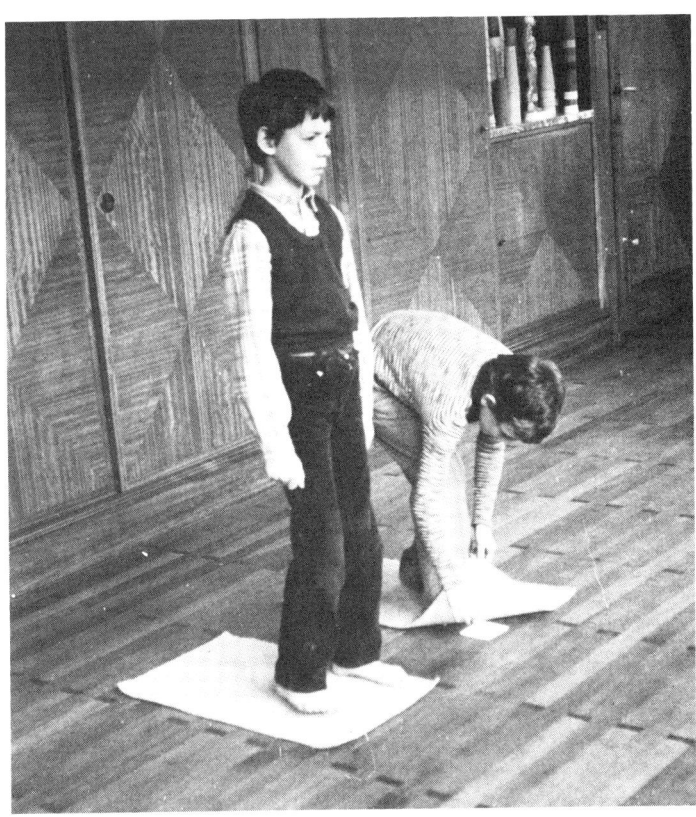

Wenn die »Linie« unterbrochen oder abgeschnitten wird, muß man einen Augenblick ausruhen und die Lehrerin versucht es bei einem anderen Kind. Hier wird eine große Kontrolle der Gelenke verlangt, denn sie dürfen die Bewegung nicht verhindern oder ihr vorgreifen. Wenn die Lehrerin glaubt, daß das Kind die Übung gut ausführt, kann sie zu Partnerübungen übergehen.

In der Eutonie nehmen die Füße einen sehr wichtigen Platz ein, aber ebenso auch die einzelnen Zehen mit ihrer jeweils gesonderten Wirkung, denn sie bilden die Basis für unseren Körper. Sie haben sicher schon über die chinesische Behandlungsweise, die Akupunktur, gehört. Diese Therapie benutzt u. a. die Körperlinien, die Meridiane, um organische und vitale Störungen im Energiehaushalt zu verbessern oder wieder auszugleichen. Durch den Fuß und durch jede einzelne Zehe laufen nämlich eine Anzahl Linien. Das Bearbeiten der Füße beeinflußt auf günstige Weise sowohl die lokalisierten Bedürfnisse, als auch die Totalität des Menschen. Viele junge Menschen schleppen mit ihren Füßen über den Boden, »hängen« mehr als sie stehen, lehnen sich leicht überall an oder stehen zusammengesackt da. Wo sehen wir noch Menschen von jenem hohen Wuchs und jenem Gang wie die Primitiven, die eine schwere Last auf ihrem Kopf tragen? Und ist es nicht so, daß wir an den »Fußstapfen« erkennen können, in welchem Zustand sich ein Mensch befindet?

Unsere Methode ist:

1. lernen wahrzunehmen, indem wir den Zustand der »eigenen« Füße beobachten und ihre kennzeichnende Beschaffenheit ins Bewußtsein aufnehmen;
2. lernen, diese Wahrnehmungen von ihrer Ganzheit aus immer mehr zu strukturieren;
3. lernen, die Füße zu entspannen;
4. lernen, die entspannten Füße oder »die Füße, die ich jetzt besser kenne«, in die Gesamtheit des Körpers und in den Raum einzuordnen.

Mit dieser Erwägung sind wir bei einem sehr wichtigen Grundprinzip angelangt. Schenk/Korndörffer (1966, S. 143) schreiben darüber u. a. folgendes: »Ohne Ausnahme impliziert alle Wahrnehmung eine meistens unbewußt verlaufende, aber sehr verfeinerte, motorische Aktivität.« – »Ohne fein differenzierte Empfindungen von Bewegung, Standpunkt, Druck und Spannung, Rhythmus und Akzent ist kein genauer Eindruck oder Ausdruck einer Intention möglich.«

Da man bei unseren Kindern kaum von verfeinerter motorischer Aktivität sprechen kann, ist es normal, daß ihre grobe Motorik weniger gut ausfällt. Die grobe Motorik ist nämlich von der Wahrnehmung abhängig, und hierbei ist die erste Bedingung die Aktivität einer sehr verfeinerten Motorik. Feine und grobe Motorik stehen *dialektisch* zueinander. Darum gebrauchen wir Mittel, die den sensomotorischen Mechanismus aktivieren. Ziel und Zweck beim Sicheinleben in die Verbundenheit mit dem Boden ist, die Verbindung mit der Außenwelt hervorzurufen. Das »Präsent-Sein« ist ungeheuer wichtig in der Eutonie und auch bei dem Sichbewußtwerden während der Arbeit mit den Füßen. Das gibt der Stützfläche des Körpers und der Persönlichkeit die »Sicherheit«. Hat man einmal eine kinästhetische Wahrnehmung erlebt und den Streckreflex bewußt mitgemacht, so kommen die propriozeptiven Empfindungen (d. h. das Erleben der innerlichen Veränderungen, die entstanden sind) »gebrauchsfertig« in anderen Lebensbereichen zurück.

Der *»Transport«* oder die bewußte Anwendung des Streckreflexes ist im täglichen Gehen und Stehen sowie bei allen anderen Kontakten mit der Außenwelt unentbehrlich. Nicht nur in normalen, sondern auch in besonders schwierigen Situationen, wobei Charakter und Emotionalität vorherrschen, wird der Kontakt mit dem Boden von Vorteil sein, um die Überbelastung »stehenden Fußes« in den Boden zu entladen, so wie das bei einer Erdung geschieht. Die Selbstkorrektur, aber auch die Anpassung an Notsituationen, kommen vom Kind selbst, weil diese Korrektur auf Selbstbeobachtung beruht. Und das im Gegensatz zu Ermahnungen von außen wie: »Halte deine Füße gerade!« – »Nicht so aufstampfen!« – »Nicht so anlehnen!« – »Halte dich gerade!« Solche Ausdrücke, die das Kind von außen zurechtweisen, schlagen meist negativ oder gar nicht ein, und bewirken auch keine Verbesserungen. Das »verstärkte« Empfinden von »wirklichem Stehen« erzeugt ein Gefühl der Unerschütterlichkeit und Unverzagtheit. »Festen Boden unter den Füßen haben«, und »mit beiden Füßen auf der Erde stehen«, sind Sprichwörter, die ebenfalls auf eine Grundsicherheit hinweisen. Sie lassen sogar auf »gesunden Menschenverstand« schließen, auf eine psychische Gesundheit, Qualitäten, die unsere Kinder so sehr entbehren. »Auf eigenen Füßen stehen« heißt Selbständigsein, Erwachsensein und die Fähigkeit, sich nicht so schnell aus der Ruhe bringen zu lassen. Sonderpädagogen, die in Heimen oder Schulen arbeiten, haben festgestellt, daß Erzieher oder Lehrkräfte mit diesen Qualitäten weniger Schwierigkeiten haben, Autorität auszuüben, und daß dies die Kinder viel mehr anspricht. Die Kinder fühlen sich bei den Erwachsenen sicher und lassen sich durch sie sogar mitreißen. Solche Menschen strahlen eine wirkliche *Ich-Stärke* aus.

Zeichnen mit...

Kurt macht die Schranktüre auf, hinter der die Bälle liegen. Ein Tennisball rollt heraus. Er läuft hinter ihm her, versucht mehrmals ihn zu packen, aber der Ball rollt immer weiter. Endlich faßt er ihn mit beiden Händen. Ruth ruft: »Kurt, wirf mal hierhin!« Kurt lacht nervös, wirft beide Arme umständlich hoch, aber der Ball fliegt nicht weg. Er versucht es noch einmal und pardauz, da fällt der Ball auf seinen Kopf und schlägt dann auf den Boden auf. Wir können feststellen: Kurt hat Greifschwierigkeiten, keine Freiheit im eigenen Körperraum, Orientierungsstörungen, wenig Beziehung zum Raum, zu Objekten, und er kann schlecht zielen. Es besteht also eine mangelnde Verbindung zwischen ihm und der Außenwelt.
Bekommt Kurt jetzt eine Reihe Vorübungen für Ballgeschicklichkeit oder lassen wir ihn sich etwas ausruhen, also entspannen und seinen eigenen Körper und seine Umgebung entdecken? Wir wählen das Letztere.

Bei einer der nächsten Gelegenheiten geben wir ihm Entspannungsübungen mit mehr Körperbewußtsein, besonders im Schultergürtelbereich. Wir erinnern uns, wie Kurt beim letztenmal die Übungen im Zehenstand mitmachte. Dabei drückte er in vertikaler Richtung auf den Boden, ließ die Kraft durch seinen Körper strömen und schaffte es, sich hoch und langandauernd vom Boden abzustoßen, und zwar ohne Anstrengung in einem regelmäßigen Tempo. Die Wirkung des Streckreflexes, nämlich das Wachsen durch den Kopf hindurch, ist an seiner Haltung zu sehen. Aber ebenso lernen die Kinder, hierbei die Kraft in der Wirbelsäule zu zentralisieren. Das erzeugt große Kraft und ist gleichzeitig eine wichtige Voraussetzung, um den Schultergürtel rundherum locker zu machen.

Ich sage Kurt, er solle sich auf seinen Rücken legen, und zwar mit dem Nacken auf einen Holzblock, und die Berührungspunkte fühlen. Der Auftrag, die Kontaktpunkte zu fühlen, sich bewußt zu machen, was er fühlt und was er nicht fühlt, führt bereits zur Entspannung. Beim Sich-Bewußtmachen der anderen Berührungspunkte wird seine Aufmerksamkeit auch auf die gesamte Oberfläche seines Körpers gelenkt. Indem er die verschiedenen

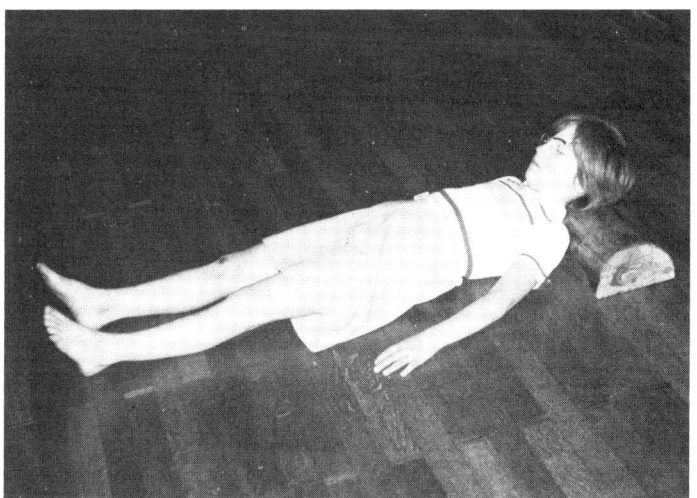

Berührungspunkte gleichzeitig fühlt, erfährt er die Einheit seines Körpers. Mit den Berührungspunkten des Schultergürtels befassen wir uns besonders intensiv, ebenso mit denen der Schulterblätter, der Schultern, des Nackens, der Oberarme, Ellenbogen, Unterarme, Handgelenke, Hände, Finger und Fingernägel. Dann wird alles wieder in das totale »toucher« vom ganzen Körper integriert. Wenn Kurt weiter fortgeschritten ist, richten wir seine Aufmerksamkeit auf das Fühlen des Innenraums. Wir wollen seine Sensibilität für Offenheit, für räumliche Durchlässigkeit der durch die Berührung bewußtgeworden Körperteile erwecken, um so einen fließenden aktiven Zusammenhang, hier von der Schulter zu den Fingerspitzen, zustande zu bringen. Und auf den Sitzbeinhöckern sitzend werden die Schultern um den festen »wachsenden Stock« (Wirbelsäule) herum locker geschüttelt.

Dann geht Kurt zum Tisch, sucht einen harten Punkt im Ellenbogengelenk aus, legt damit seinen Ellenbogen auf die Tischplatte und »zeichnet« Mikrobewegungen, d. h. er zieht und schiebt vom Stützpunkt aus, ohne dabei den Kontakt zu verlieren.

Die Lehrerin sieht, daß die Tätigkeit vom Unterarm ausgeht und nicht von dem harten Punkt am Ellenbogen. Der Unterarm macht sinnlose Bewegungen, nichts ist im Druckpunkt präzisiert.

Um das Kind erfahren zu lassen, wie es sein soll, legt die Lehrerin ihren Ellenbogen in die Handfläche des Kindes und »zeichnet mit dem Druckpunkt«. Der Schüler sagt, daß er die Kraft eines harten Knochens fühlt, und daß um ihn herum viel geschieht. Kurt macht nun das gleiche bei der Lehrerin und sie kontrolliert wieder. Die Bewegungen kommen nun vom Stützpunkt aus; sie sind klein, minimal, intensiv, genau, zentralisiert und variierend um einen Punkt, nehmen aber stets an Aktivität zu oder ab. »Ich sehe, daß sie genau um einen Punkt drehen«, ruft Ruth. Das Gleiche geschieht mit einem Punkt vom Handgelenk und mit einigen Fingergelenken und Fingerspitzen. Sehr schnell stellen die »schlauen« Schüler fest, daß die Bewegung der vier Fingerspitzen der gespreizten Hand auf dem Tisch die gleiche Bewegungsrichtung haben, aber beim Daumen ist es anders.

Dann legt die Lehrerin ihren Zeigefinger auf die Schulterspitze, das Akromion, das ein Teil des Schultergelenkes ist und drückt leicht dagegen. Kurt gibt Widerstand und zeichnet allerlei Formen. Wenn Kurt nun seine linke Hand auf seine rechte Schulter legt, während er mit dem Akromion im Raum zeichnet, kann er entdecken, wie beweglich sein Schultergelenk ist. Er zeichnet nun auch ohne Widerstand oder mit dem Nachgefühl des Widerstands in den Raum, bzw. mit Akromion, Ellenbogen, Handgelenk und den Fingern. Der Arm macht die Bewegungen in allen Richtungen mit und folgt dem komischen Bewegungsmuster.
Es ist auffallend, mit welcher Deutlichkeit die Kinder bei den anderen erkennen können, von welchem Körperteil aus die Bewegung beginnt und womit gezeichnet wird.
Ist es notwendig zu sagen, welch günstigen Einfluß diese Übung z. B. auf den Blutkreislauf und das Nervensystem hat, welche Vorteile sie beim Schreiben bietet und wie groß der Unterschied ist, den Kurt an dem geübten und ungeübten Arm spürt? Was ihm am meisten an seinem geübten Arm auffällt ist das Bewußtsein, daß es »sein Arm« ist und daß er »so leicht« ist. Die Armbewegungen sind viel lockerer im Vergleich zu dem anderen Arm, der noch plump, holperig und schwer ist. Dann wird auch mit dem anderen Arm gearbeitet.
Zu erwähnen wäre noch, daß das Zeichnen mit Fingern und Ellenbogen gegen einen Widerstand das »Schreiben von Rechts- und Linksdrehungen« vorbereitet. Jeder von uns, und nicht zuletzt das Kind, findet das Zeichnen eines kleinen Kreises oder eines schönen runden Buchstabens »o« sehr schwer. Eine solche Aufgabe verschiebt man am besten auf später.
Bei Rechenaufgaben geschieht es oft, daß Kinder sich wehren, wenn sie eine Menge »Kreise« machen müssen. Die Mutigen quengeln dann und sagen: »Lieber keine Kreise! Darf ich nicht Kreuzchen oder Sternchen zeichnen?«

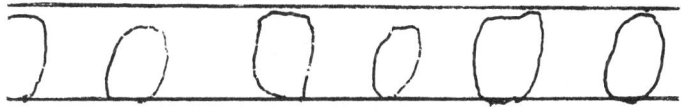

Man darf auch nicht zu früh »in die Luft« zeichnen lassen. In jeder Stunde fällt als erstes eine Reaktion auf, die bei allen Kindern dieselbe ist: Wenn ich sage, daß sie »mit dem... Ellenbogen zeichnen« sollen, suchen sie mit den Augen sofort nach einem Widerstand und laufen schnell zur Wand. Übrigens liefert die Wand einen fühlbaren Widerstand, und für die Lehrerin ist die individuelle Kontrolle des Ausgangspunktes und des Bewegungsablaufes, z. B. beim Schreiben von Standardbuchstaben, viel leichter zu beobachten als in der Luft. Das ist ebenso der Fall, wenn man den Kindern beibringen will, Buchstaben richtig und schön zu schreiben. Auch hier liegt die Ursache für die Schwierigkeiten beim Hantieren mit einem Pinsel. Meistens drücken sie die Haare platt, weil sie einen Widerstand suchen. Schritt für Schritt lernen sie zunächst, mit einem bestimmten Körperteil gegen einen Widerstand zu zeichnen, dann mit Material gegen eine Begrenzung, und danach mit und ohne Material in den Raum.

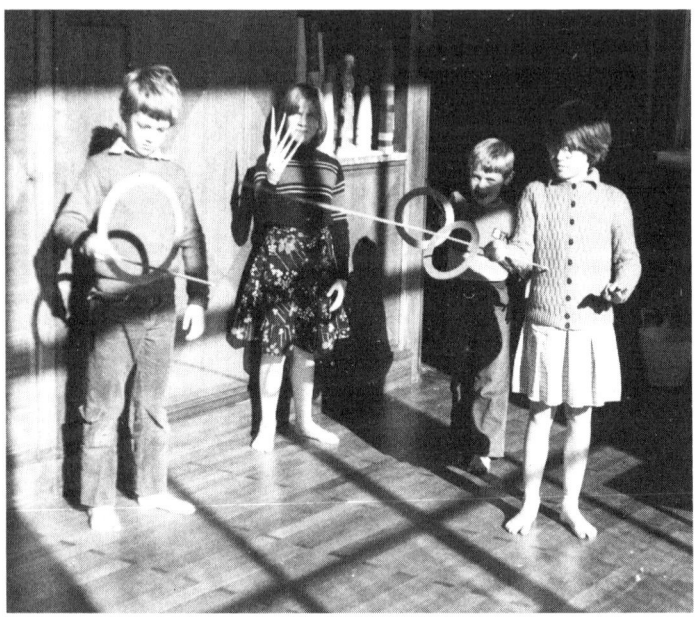

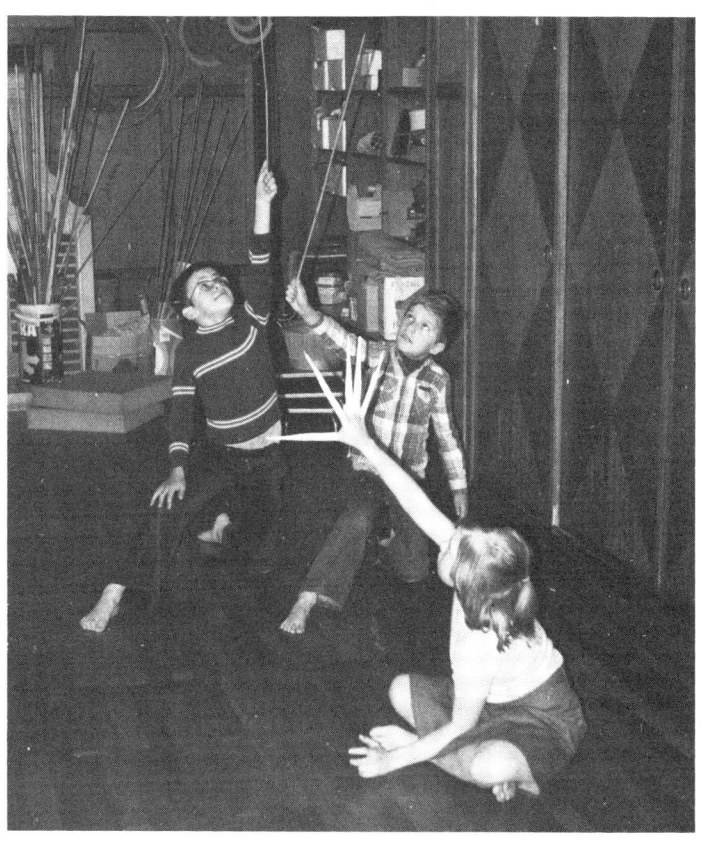

Bewegungsfreude. »Die Verlängerung« oder »Kontakt auf Abstand«: Die Kinder bekommen den Eindruck, daß sie sich in die langen Finger oder in den Stock, den sie festhalten, verlängern. Diese sind ein Teil ihres Körpers geworden.

Sie benutzen dazu dünne Bambusstöckchen oder über dem Arm hängende, flache Ringe aus Karton, oder Schwimmreifen, die dann drehend vom Arm auf die Bambusstöckchen gebracht werden. Sie zeichnen auch mit langen Fingern, das sind Papierröhrchen aus festem Zeichenpapier, die über die Finger geschoben werden.

Kurt bekommt nun einen dünnen Bambusstock in die Hand. Er tastet ihn, ohne hinzusehen, mit den Fingern ab. Er nimmt das eine Ende in die Hand und schreibt mit dem anderen Ende beliebige Formen auf den Parkettfußboden. Der akustische Effekt des Kratzens stimuliert die rhythmischen Bewegungen. Mit dem Bambusstock als Verlängerung seines Armes macht Kurt große Bewegungen. Das »*weit weg*« Zeichnen begeistert ihn, weil es zu überraschenden Drehungen und neuen Bewegungsmöglichkeiten führt, die durch den Stock entstehen. Das Stockende verläßt langsam den Boden und Kurt zeichnet weiter in die Luft. Der Körper folgt dem Arm mit dem Stock, der die Bewegungen leitet. Es werden kreative Kräfte in ihm wach und zwar in erweitertem Maße, wobei Bewegungen und Orientierung, Rhythmus und Tempo auf eine ursprüngliche Weise zustande kommen. Es sind Bewegungen, die für ihn fremd waren, und die er jetzt zum erstenmal entdeckt, erlebt und strukturiert. Kurt bezeugt: »Ich hätte nie gedacht, daß ich das könnte!« »Der Baum und der kleine Mann« sind Zeichnungen,

Juni 1979

Hannes zeichnet.
»Sieh mal, mein Baum!«
»Ich hab ›weit weg‹ gezeichnet!«

die das P.M.C. Zentrum den Kindern oft als Aufgabe stellt. Um vergleichen zu können, lassen wir die Zeichnungen wiederholen, nachdem sie einige Monate Schreibunterricht in der Sonderschule gehabt haben.

Ein Mensch, der sich von Natur aus anmutig und zierlich bewegt, braucht diese Bewegungen nicht zu lernen. Er wird seine Überlegungen und Verwirklichungen ohne weiteres auf sehr harmonische Weise verbinden. Das Typische für zierliche Bewegungen ist, daß sie von Anfang an auf ihrem Weg durch den Raum fließend sind und ununterbrochen Kontakt zeigen.

Sebastian zeichnet

August 1978

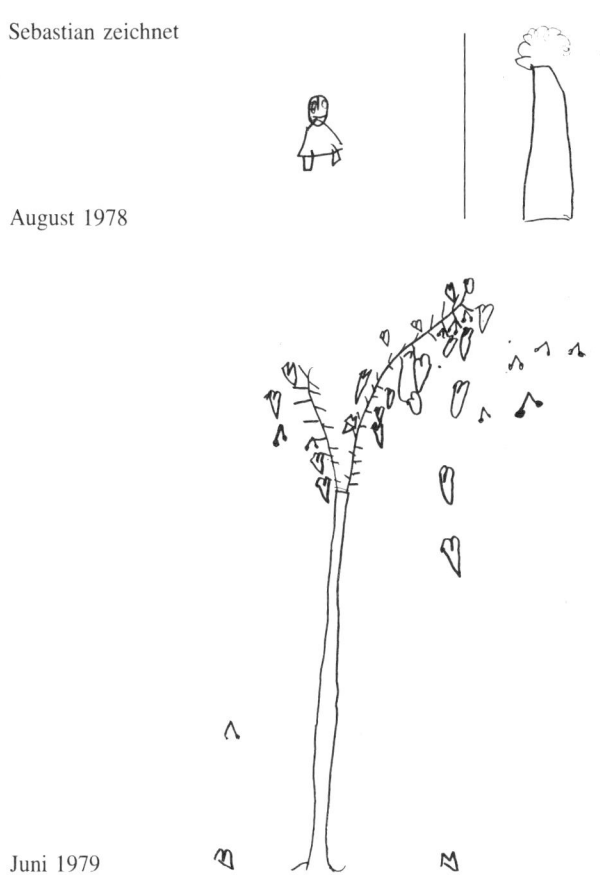

Juni 1979

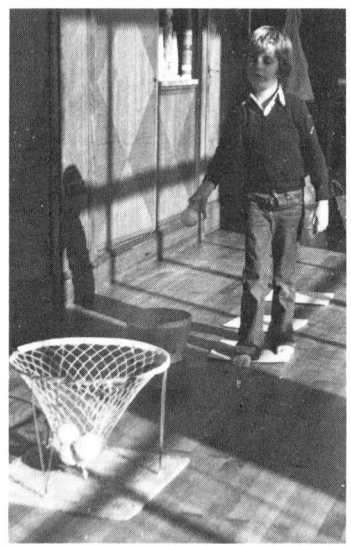 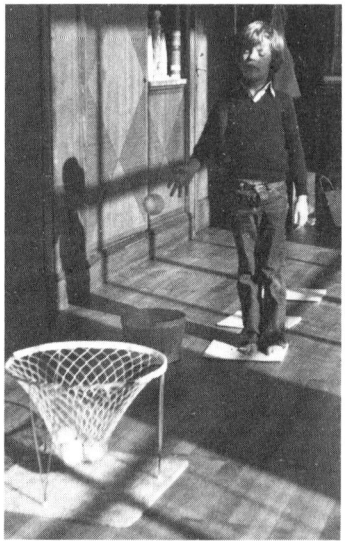

Mit der Übung »meine Hand im Korb« hat ein Kind immer Erfolg. Kurt nimmt einen Tennisball in die rechte Hand und steht zwei Meter vom Korb entfernt. Er schwingt seinen Arm und zielt auf die Öffnung. In dem Moment, in dem das Kind wirft, sieht die Lehrerin bereits, ob der Ball sein Ziel erreichen wird. Der Ball wird sein Ziel verpassen, wenn das Kind seinen Arm steif hält und ihn wieder rasch und kräftig zurückzieht (was meistens geschieht), anstatt ihn locker und frei in Richtung des Korbes ausschwingen zu lassen. Kurt macht nun mit einem lockeren Arm einen weiten Wurf, aber der aufmerksame Therapeut ruft im richtigen Moment, d. h. bevor der Ball wegfliegt: »Halt!« Die Bewegungen werden kurz unterbrochen, wobei die Hand in der Luft blockiert bleibt. Die Lehrerin gibt dem Kind einen langen Bambusstock in die Hand und macht eine Hand-Korb-Verbindung. Um die Verbindung von Schulter, Arm, Handgelenk und Hand ins Bewußtsein zu rufen, umfaßt die Lehrerin mit beiden Händen die Schultern, läßt die linke Hand noch eben leicht liegen, während sie mit der rechten ganz langsam über den Arm, das Handgelenk, die Hand, die Finger und den Stock gleitet und weiter zur Öffnung des Korbes hin den Weg verfolgt.

Das Kind lacht. Es bekommt den Eindruck, daß es einen ganz langen Arm hat... Das Kind wird den Ball im Korb fühlen, sogar bevor es ihn geworfen hat.

Wenn es sich nun die Fortsetzung von Arm-Hand-Stock bis in den Korb vorstellt und seine Hand bis in den Korb wegwirft, dann fällt der Ball sicher hinein, und es ist in spielerischer Weise gelernt worden.

Kurt wirft von neuem, mit der Absicht, seine Hand mit dem Ball wegzuwerfen. Während er seinen Arm schwingt, ruft er: »Meine Hand in den Korb!« und der Ball fällt hinein. Wenn er auf diese Weise wirft und spricht, hat er bei 10 Versuchen 9 mal Erfolg.

Dies ist ein Wurfspiel, das alle Schüler mit Begeisterung spielen, und eine der vielen zielbewußten Vorbereitungsübungen, um Schreiben zu lernen. Es ist auch eine Attraktion, die man den Kindern zu ihrer größten Freude als Pause zwischen den Schreibübungen erlauben kann.

Hiermit haben wir gezeigt, daß die Anwendung eines Prinzips der Eutonie, nämlich des *Kontaktmachens auf Abstand durch Verlängerung*, dem Kind hilft, seine Aufmerksamkeit Millimeter für Millimeter durch den Raum zu planen. Die hierzu erforderlichen Übungen sind:

1. Festigkeit in der Wirbelsäule erreichen;
2. Die Berührungspunkte, die Verbindungen der Körpersegmente und das Körperinnenraumgefühl bewußt machen;
3. Zeichnen mit einem konkreten Druckpunkt und anschließendem Nachklingen;
4. Zeichnen mit Gegenständen;
5. »Verlängern« ohne Zwischenmaterie.

Die Auswirkungen und Vorteile dieser Methode sind mannigfaltig:

1. Sie fördern durch eine bessere Blutzirkulation und eine freie Atmung den allgemeinen Gesundheitszustand des Kindes.
2. Geist und Augen werden für das, was beim eigenen Ich und bei den anderen geschieht, geöffnet.

3. Körpergefühl und Körperbewußtsein werden geweckt.
4. Der Tonus wird reguliert.
5. Innerliche Kräfte werden entdeckt.
6. Es entstehen leichtere Bewegungen und eine bessere Beweglichkeit der Gelenke.
7. Unbekannte Körperzonen und Körperteile werden aktiviert.
8. Eine größere Mannigfaltigkeit in den Bewegungen und im Bewegen wird möglich gemacht. Außerdem sind sie eine gute Vorbereitung für eine manuelle Ausdrucksweise.

In diesem Zusammenhang möchte ich noch von einer Erfahrung berichten, die mich tief getroffen hat.
Die Kinder lagen auf dem Rücken und erhielten den Auftrag, mit einer gestreckten, aktiven Ferse das eine Bein über das andere zu kreuzen. Hierbei mußte der ganze Körper passiv folgen. Während das Bein hoch ging, rief einer der Schüler: »Fräulein, das ist dasselbe wie bei ›meine Hand in den Korb‹.« In der zufälligen Bewegung entdeckte das Kind das Wesentliche des Verlängerungsprinzips. Eine unglaubliche Bemerkung für ein Sonderschulkind. Es bewies damit, daß es durch das Üben der Eutonie zum wesentlichen Kern der Dinge durchgedrungen war.

Zielen

Die Kernprobleme beim Lesen-, Schreiben- und Rechnenlernen stecken u. a. in der Verwobenheit von *Zeitorganisation* und *räumlicher Orientierung*.
Diesbezüglich stellen wir uns folgende Fragen:
Ist das Sehenlernen und das Präzisieren in unserem Schulleben wichtig? Wie kontrollieren und üben sich unsere Anfänger im Anpeilen und Treffen eines Zieles?

Die erste Übung:
Zwei lange, schmale Teppichstreifen liegen parallel auf dem Boden, dazwischen ist ein Karton an die Wand gelehnt, das Ziel; der Zwischenraum ist die Bahn. Der Karton fällt um und der Ball

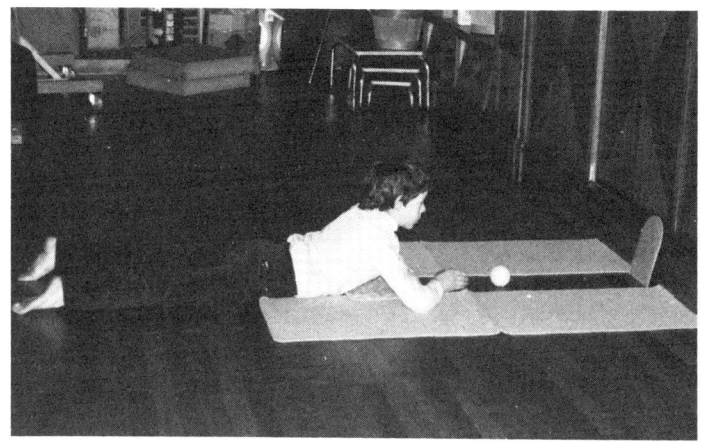

rollt in die Hände des Kindes zurück. Mit den Teppichstreifen schiebt sich das Kind nach hinten zurück, so daß es ein bißchen weiter vom Ziel entfernt ist und läßt den Ball von neuem rollen. Ziel und Zweck dieser Übung ist:
1. Mit angepaßtem Blick (das ist entspannend) anpeilen lernen, d. h. beim Sehen immer den inneren Raum hinter den Augen mit einbeziehen, also das Ziel fixieren ohne den Blick abzuschnüren.
2. Dem Rollen des Balles folgen und zwar in Zeit, Abstand und Richtung.

Während des Spielens sehen wir bei vielen, wie sie ihre Ausgangsstellungen verändern. Die meisten, vor allem die Jungen, rollen am liebsten aus der Bauchlage, um die Augen in gerader Linie auf den Ball und das Ziel zu richten. (In welcher Höhe steht für unsere Kinder ein geschriebener Text auf der Tafel?)

Es muß auch gesagt werden, daß ein Kind leichter mit einer Fläche arbeitet als mit einer Linie, und die Begriffe »Fläche« und »Körper« schneller erfaßt werden als die Begriffe »Linie« und »Punkt«. Sollen die Schüler mit einem Ball einen bestimmten Punkt treffen, so ist es einfacher, diesen über eine Bahn, die zwischen zwei Matten liegt, rollen zu lassen als über eine mit Kreide gezogene Linie.

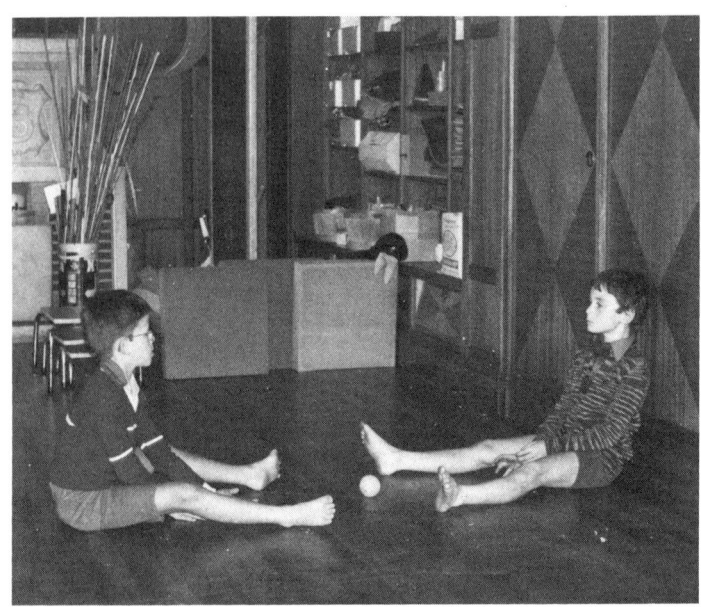

Die zweite Übung:
Zwei Partner sitzen sich mit lang ausgestreckten Beinen, die Fersen auf dem Boden, gegenüber. Sie rollen sich den Ball gegenseitig zu.
Es ist wichtig, daß sie den Ball parallel zur Wand rollen lassen, damit sie z. B. lernen, eine gerade und eine parallele Linie zu zeichnen. Das Einordnen des eigenen Körpers in den ihn umgebenden Raum ist erforderlich, um noch weitere Begriffe wie z. B. schräg, schief, gebogen usw. aufzubauen.
Um die schräge Linie zu lernen, lassen wir die Schüler sich schief und krumm hinlegen; für eine gebogene Linie machen sie die Figur eines Halbmondes. Andere Begriffe, wie z. B. links und rechts, hinten und vorne, oben und unten, senkrecht und waagrecht werden als Begriff durch das Körpergefühl erarbeitet. Hierbei spielt auch die Wahl des Raumes eine wichtige Rolle, denn Säle mit störenden Linien erschweren eine gute Orientierung.

Die dritte Übung:
Die Lehrerin steht einem Kind, das mit einem Tennisball in der Hand auf einer Bank sitzt, direkt gegenüber. Das Kind wirft den Ball und die Lehrerin fängt ihn. Sie bleibt dann unbeweglich in derselben Haltung stehen, in der sie den Ball fing. Das Kind sieht überrascht auf, denn es hat gesehen, welche Sprünge und Schritte die Lehrerin vorher ausführen mußte, um den Ball zu fangen und wie weit sie (ungefähr 2 m) von ihrem ersten Platz entfernt steht. Die Lehrerin schaut nun den Ball an und ihr Blick verfolgt ganz langsam den Weg des Balles bis zu den Augen des Kindes. Dieser Augenkontakt führt in die Richtung, in die der Ball flog. »Stand ich hier?« fragt die Lehrerin. »Nein«, antwortet das Kind bestürzt. Die nun folgende Stille ermöglicht dem Kind mit dem »verlängerten Blick« nach dem Ball zu schauen, den die Lehrerin immer noch festhält.
Nun begreift das Kind, daß es erst abschätzen muß bevor es wirft. Wenn es nicht gut zielt, fliegt der Ball in eine falsche Richtung. Es muß lernen, vorauszusehen zu können, wohin der Ball trifft und nach dem Wurf den Treffpunkt genau kontrollieren.

Die vierte Übung:
Einen Ball gegen eine Mauer werfen und den getroffenen Punkt angeben. Das Kind wirft gegen einen Widerstand wie in der vorhergehenden Übung, aber jetzt prallt der Ball zurück in eine nicht immer vorauszusehende Richtung und mit einer unvermuteten Kraft. Beides ist von der Wurfrichtung und von dem Widerstand des Balles gegen die Wand abhängig.
Um Ziele in einem bestimmten Abstand anzudeuten, werden auf einen Teil der Wand kleine Fächer in verschiedenen Farben aufgezeichnet. Das Kind nennt erst eine Farbe, zielt und wirft. Trifft der Ball ein anderes Fach, nennt es die Farbe des Faches und schaut auf das getroffene Fach. So kann es üben, genauer zu arbeiten.
Wenn es kein besonderes Ziel gibt, sorgen wir dafür, daß der Tennisball eine Spur macht. Er wird erst durch weißen Puder gerollt und dann geworfen. Die Schüler sehen erstaunt auf die

weiße Spur; die der Ball beim Aufspringen und Rollen hinterlassen hat. Das Kind kann den Ball auch mit geschlossenen Augen von der einen Hand in die andere über den Boden rollen lassen, und dann kontrollieren, ob die gerollte Linie so verläuft, wie es sich dies vorgestellt hatte.

Ein Spiel, das ein bestimmtes Ziel verfolgt, das geleitet wird, und das in einer angepaßten und »erlebten« Sprache vermittelt wird, ist mit dem Schulleben vergleichbar. Auch das Leben in der Klasse verlangt Einsatz, Bereitwilligkeit, Kontrolle, Orts- und Zeitbestimmung.

Wenn etwas mißlingt, hören wir in der Schule sagen: »Guck doch!« – »Mach die Augen auf!« – »Du mußt erst gut hinsehen!« – »Auf meinem Gesicht kannst du es nicht lesen.« – »Hier mußt du hinsehen!« Ich glaube sagen zu dürfen, daß Sehen und kritisches Anschauen von ungeheurer Wichtigkeit sind, und daß es notwendig ist, das Erlernen schulischer Kenntnisse abzuwechseln mit zielbewußten Spielen.

B. Das Schreiben: Gebrauch des Materials und Kontakte mit der Umwelt

Eutonie ist eine sehr gute Vorbereitung für andere Lebensbereiche wie beispielsweise das Berufsleben, Hausarbeit, Yoga, Sport usw. Hat man sich einmal die Grundbegriffe der Eutonie zu eigen gemacht, so sind sie eine unentbehrliche Basis für jedes andere Gebiet.
Über die Anwendung dieser Prinzipien beim »Schreiben« geht es in diesem Kapitel. Die Art und Weise, wie man auf einem Stuhl sitzt oder mit einem Bleistift schreibt, kann ebensogut bei vielen anderen Dingen, die uns umgeben, angewandt werden. Hier nun einige Beispiele aus lebensechten Schulsituationen. Wie wir diese Dinge anfassen, gibt uns eine bessere Einsicht in Fragen wie: »Wie gehe ich mit dem Material um?« – »Wie gehe, stehe, liege oder sitze ich?« – »Wie kann ich meinen Tonus regulieren?« – »Wie kann ich das Einheitserlebnis des Körpers unter bewußter Kontrolle zustande bringen?« – »Wie verhalte ich mich der Außenwelt gegenüber oder wie lasse ich diese auf mich zukommen?«

Welche leichte, zarte Hand hat dies gemacht?

Wenn das Kind mit Schreibmaterial zu arbeiten beginnt, wird es zuerst auf kinästhetisch-sensorischem Wege etwas über das *Material entdecken:* die Größe, die Farbe, die Helligkeit, die Qualität, die Temperatur. Das Schreibpapier ist leicht, schwer, dünn, dick, dunkel oder hell, kühl oder warm . . .; der Federhalter ist rund, eckig, kalt oder warm... Wir schulen das Kind, die Qualität dieses Schreibmaterials wahrzunehmen, und lassen ihm Zeit, es auch in sich aufzunehmen. Es ist wünschenswert, beim Schreibenlernen zweckentsprechendes Material zu verwenden und eine Zeitlang bei derselben Qualität zu bleiben. Am liebsten nehme ich als Schreibmaterial bei Kindern weiche Bleistifte auf weichem Papier: damit lassen sich beim Auf- und Abschreiben kleine Unterschiede machen. Wenn durch den Gebrauch die Schreibqualität der Spitze nachläßt, muß man sie immer wieder anspitzen. Das Geräusch des über das Papier gleitenden Bleistiftes richtet die Aufmerksamkeit auf den rhythmischen Schreibablauf und unterstützt ebenfalls die Schreibmotorik.

Das Schreiben verläuft entweder fließend, also eutonisch, oder nicht-fließend, und ist dann hypotonisch (zu wenig Spannung) oder hypertonisch (zu stark gespannt oder abgeschnitten vom Ganzen).

Fließend schreiben ist angenehm, ermüdet weniger schnell und die Schüler halten es länger aus. Die beste Schreibweise ist, sich nicht mit aller Kraft auf das Papier zu konzentrieren; das verursacht unnützen Kräfteeinsatz und ist eine Überbelastung der Körperpartien, die nichts mit dem Schreiben zu tun haben: in den Achselhöhlen – Schultern – Nacken – Rücken. Außerdem ergibt sich meist eine schlechte Schreibqualität. Wir kennen alle das Ergebnis einer solchen Schrift. Wie oft ärgern wir uns über die unauslöschlichen Spuren, die falsche oder ausradierte Wörter hinterlassen, manchmal sogar auf zwei oder drei darunterliegenden Seiten. Wie oft passiert es, daß man mit besonderer Kraft auf einen Kugelschreiber drückt, der nicht schreiben will, mit dem Erfolg, daß harte, tiefe Kratzer entstehen. Je nach Papier, zerreißt es dabei gelegentlich. Der Muskeltonus, der für einen bestimmten Druck erforderlich ist, muß sich also anpassen, je nachdem ob man auf Papier, Seide, Stein oder Holz arbeitet. Die Kräftelieferung an die jeweilige Materie darf nicht abgeschnitten werden, man muß sie durchströmen lassen. Dadurch entsteht eine zentrifugale Bewegung, die sich vom Ich entfernt, und die dem Sinn des Schreibens entspricht, nämlich dem Sichmitteilen

an andere. So gesehen werden »toucher« und Kontakt durch die Stifte, die das weiche Papier betasten, die Spannung harmonisieren. Die Hand ist viel leichter geworden, versuchen Sie es einmal!
Bei wenig entwickeltem Tastsinn beim Berühren des Bleistifts entsteht ein unvollkommener Kontakt. Ohne »toucher« ist kein Kontakt möglich, denn das Kontaktphänomen steht in engem Zusammenhang mit dem Einfühlungsvermögen um die Qualität des Schreibpapiers wahrzunehmen. Dieser Kontakt entwickelt sich durch das Konzentrieren auf das Abtasten des Schreibpapiers.
Diese Tatsache wurde von Professor Regelsberger mit dem Dermatometer von Siemens getestet. Professor Stcitz aus München stellte fest: »Es gibt keine spezielle Veränderung im elektrischen Widerstand der Haut« (Gerda Alexander 1977, S. 31).
Wenn das Kind die Durchlässigkeit zum Blatt Papier geschehen läßt, wird eine Entspannung und eine Befreiung entstehen, und Druck und Spannung auf den Federhalter verschwinden. Bei Kindern, die zu wenig Spannung haben, wird der Kontakt auch besser. Bei unserer Schreibmethode profitieren wir von diesem Kontaktphänomen, wobei wir gleichzeitig die Aktion der Muskelkraft und die Reaktion der Hautempfindung wahrnehmen können. So versuchen wir jeden Augenblick, die Schreibbewegung zweckgerichtet und qualitativ aufeinander abzustimmen. Dieses Prinzip ist eine Basis für jede Ausdrucksform und garantiert eine kreative und künstlerische Qualität.
Die obengenannten Erläuterungen deuten schon an, warum die Schüler so stark auf das Papier drücken. Aber es spielen auch noch andere Faktoren mit wie z. B. die schlechte Qualität der Spitze des Schreibgerätes, wenig und ungeübte Schreibtechnik, Ermüdungserscheinungen, emotionales Geladensein, Nervosität, Hetze und Angst. Wenn ein Kind in guter Kondition schreibt, im eigenen Tempo und an das Beherrschungsvermögen seiner Schreibmotorik angepaßt, dann kann es weich schreiben. Verlangen Sie nicht vom Kind, daß es schneller schreibt, denn dann beginnt es, sich für einen schnelleren Rhythmus einzusetzen

indem es stärker drückt. Mit dem schnell Schreiben verbindet sich meistens das Antreiben der Kräfte und das ist das starke Drücken. Langsam ist für ein Kind synonym mit weich, und schnell mit stark. Die Schwierigkeit, die motorischen Begriffe stark und schnell, weich und langsam auseinanderzuhalten, ist eine bekannte Erscheinung, mit der Rhythmiklehrer rechnen, und die schon im Kindergarten geübt werden sollen.
Auch das Kind will sich deutlich ausdrücken, um Ergebnisse zu sehen, es will sich zeigen. Die Symbole genügen nicht ganz, um seine Gedanken und Gefühle konkret zum Ausdruck zu bringen, und deshalb legt es den Nachdruck auf die Handlung des Schreibens selbst, denn der »andere« soll es sehen und wissen, daß es tut was es kann. Es ist seine Gewohnheit, mentale Anstrengung in körperlicher Kraft auszudrücken. »Ich strenge mich extra an«, wird dann »ich spanne mich extra an«. Und tatsächlich spannt sich die Hand, wird hart wie ein Stein mit allen sich daraus ergebenden schlechten Folgen.
Ein oft wiederholter und bleibender Tip am Anfang ist die Frage: »Josef, ist das Papier weich?« – »Ruht die Spitze?« Die Therapie von Josef, den wir schon früher kennengelernt haben, begann im September und das Ergebnis war verblüffend. Nach vier Monaten fing er an zu schreiben, und zwei Jahre später hatte er das Tempo und Niveau der Klasse erreicht. Josef schreibt heute deutlich und schön; seine Buchstaben haben nicht nur eine gute Form und sind fließend verbunden, auch die aufeinanderfolgenden Schreiblinien laufen parallel.
Zum Nikolausfest hatten die Kinder seiner Klasse den Heiligen Nikolaus gemalt. Die Lehrerin wollte gerne die Meinung des Zeichenlehrers hören. Dieser sah sich die ausgestellten Zeichnungen an und sagte: »Welche leichte, zarte Hand hat dies gemacht?«, und er zeigte auf die Arbeit von Josef.

Akrobatik

Haben Sie jemals darauf geachtet, welche akrobatischen Griffe Hand und Finger um einen Federhalter ausführen können? Nehmen wir einen Bleistift und fassen ihn mit einer Art Pinzettengriff

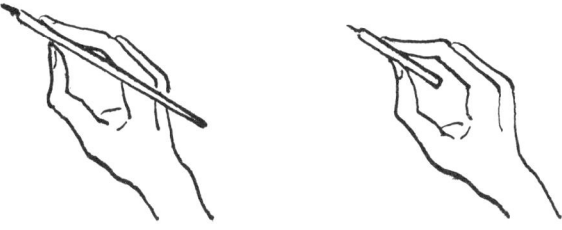

an. Die Finger liegen an beiden Seiten des Stiftes, die Schreibspitze bleibt für den Schreibenden sichtbar, der Stift, der keinesfalls zu kurz sein darf, muß auf der Hand des Schreibenden liegen. Mit der ganzen seitlichen Oberfläche liegen Hand und kleiner Finger im Kontakt mit Papier und Tisch, auch noch ein kleines Stück vom Ringfinger ruht auf dem Blatt Papier. Indem man seine Aufmerksamkeit auf die Hautberührung mit dem weichen Papier richtet, wird der Tonus reguliert. So erreichen wir, daß die Hand auf dem Papier ruht und entspannt über das Papier gleitet. Wie bereits erwähnt, bringt das weniger Gefahr für eine örtliche Hypertonie mit sich.

Es ist demnach wichtig, daß die Lehrerin beobachtet, auf welche Weise der Griff, den das Kind anwendet, sich anpaßt und eutonisch ist. Sie muß auch auf die Sitzhaltung achten, in der das Kind sich befindet, und wird sich diesbezüglich einige Fragen stellen müssen.

Kann das Kind anfangen zu arbeiten? Ist es sich dabei bewußt, daß es gespannt oder entspannt ist?

Meistens herrscht eine Spannung im Kind, aber es ist sich dessen nicht bewußt. Nur wenn es schon gelernt hat, »sich loszulassen« oder »zu entspannen« und das Gefühl hiervon selbst erfahren hat, wird es langsam aufmerksam auf dessen Bedeutung.

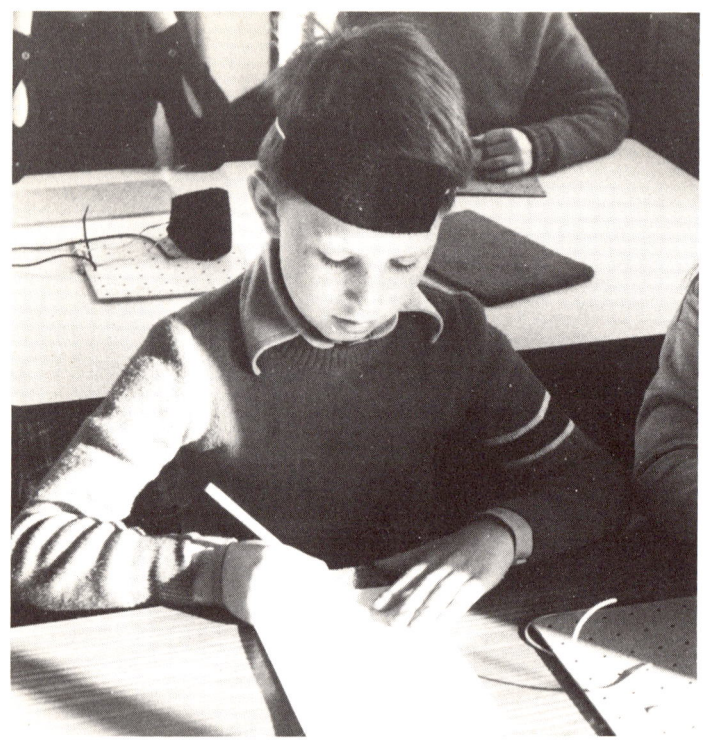

Es wäre wünschenswert, die Entspannungsübungen erst im Sitzen, in einer Kriechhaltung oder auf dem Boden liegend zu machen, weil die Spannungen sich in dieser Haltung zum Teil von selbst lösen. Erst dann wird die Entspannung in einer Lage mit spezieller Aufgabe, wie z. B. »sitzend schreiben« zweckmäßiger verlaufen.

Die Entspannung am Schreibtisch bedeutet:

1. Gute Bedingungen zum Schreiben zu schaffen, das heißt acht geben, daß die Sitzhöhe richtig ist, die Füße in guter Haltung stehen, man die Sitzbeinhöcker fühlt und die Arme auf dem Tisch liegen;
2. Je nach Situation mit den Schultern, Ellbogen, Fingern, Nase oder Hinterkopf zeichnen lassen;

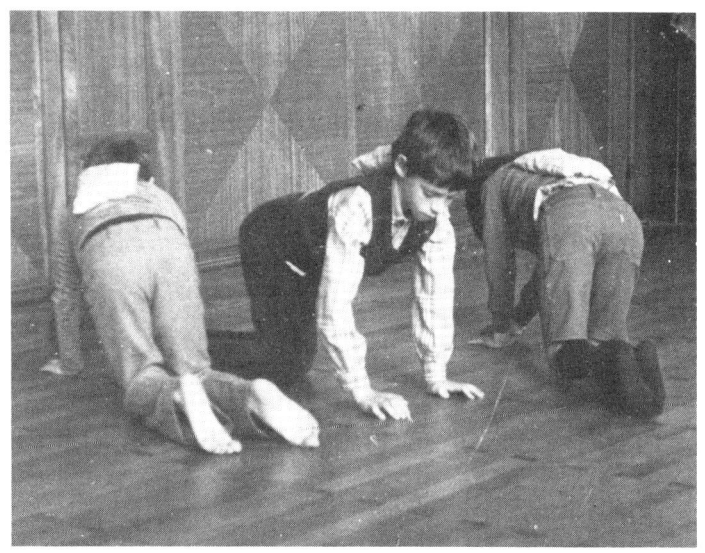

3. Ausführen von »Mini-micro Stretch«, das ist ein Durchstoßen oder Kratzen mit den Fingerspitzen;
4. Entspannen der Mundmuskulatur.

Das Entspannen geschieht spontan und jeweils nach eigenem Bedürfnis. Plötzlich sieht man ein Kind mit seiner Nase, dem Hinterkopf oder seinen Fingern zeichnen, weil es spürt, daß es gespannt arbeitet. Am liebsten holen die Kinder aus dem Schrank eine lange Nase, einen Hut oder fünf lange Finger, mit denen sie dann zeichnen...

Die Bedeutung einer harmonischen Sitzhaltung ist so wichtig, daß ich hierzu noch etwas sagen möchte. Wir nehmen an, daß die Kinder vom Augenarzt untersucht worden sind, und daß die Eltern oder andere verantwortliche Personen für die notwendige Pflege Sorge tragen, so daß die Kinder in der Lage sind, bei normaler Sitzhaltung gut zu sehen. Was versteht man unter *harmonischem Sitzen?* Die Bedingungen hierfür sind: ein guter Sitz auf den Sitzbeinhöckern, die Füße auf einem festen Boden aufgestützt, die Oberschenkel leicht schräg nach vorne – die Knie etwas niedriger als die Leisten – die Wirbelsäule aufgerichtet,

den Kopf in der Verlängerung der Wirbelsäule, das Blatt Papier etwas höher als der Nabel, so daß die Arme entspannt auf dem Tisch ruhen können. Ich hatte schon häufiger empfunden, daß es eine Unterstützung bedeutet, wenn ich während der Schreibaufgaben meine Hand leicht auf die Lendenwirbel legte, wogegen das Kind dann leichten Widerstand leistete. Es entstehen dadurch neue Kräfte, ein verbesserter Einsatz und das Kind leistet mehr.
Aus Bequemlichkeit oder Eigensinnigkeit neigt das Kind häufig dazu, in eine schlechte Technik zu verfallen, alte, schlechte Gewohnheiten wieder aufzunehmen, sowohl im Sitzen als auch in anderen Haltungen. Das kommt während des Schreibens beim Hantieren mit dem Bleistift vor, während des Nähens beim Einstechen und Festhalten der Nähnadel, und während des Strikkens. Neben dem guten Willen, den das Kind selbst hat, ist doch eine regelmäßige, strenge Kontrolle notwendig, wenn man erreichen will, daß dies selbstverständlich wird.
Folgen wir nun einem konkreten Beispiel: Hannes hat sich vorbereitet. Er sitzt am Tisch, vor ihm liegt ein Blatt Papier, dann nimmt er einen Bleistift. Die Hand, mit der er gleich schreiben möchte, ist angespannt, er will gut beginnen und »strengt sich an« . . . sein Unterarm fühlt sich an wie ein Stab. Es ist entmutigend, daß die Angst vor dem Schreiben die Tonusveränderung so negativ beeinflußt. Der Schreibapparat muß immer wieder von neuem entspannt werden. Die Lehrerin sagt zu ihm: »Hannes, laß die Spitze deines Bleistiftes auf dem Papier ruhen.« – »Fühlt es sich weich an?« – »Ja.« – »Leg' deine Hand auf den Tisch.« – »Welchen Teil von deiner Hand fühlst du am besten?« – »Zeig' mal wo.« – »Ist das Papier weich?« – »Ja.« – »Fühl' jetzt mal dein Handgelenk.« – »Ist es locker?« – »Ja.«
Tatsächlich, sein Arm ist langsam locker geworden. Nun schwebt er mit dem Bleistift in alle Richtungen über das Papier, macht alle möglichen Drehungen und Raumerkundungen innerhalb des ihm zur Verfügung gestellten Gebietes.
Er bekommt ein neues Blatt. Die Hand gleitet ohne Unterbrechung über das Blatt von links nach rechts. Hannes schaut sich

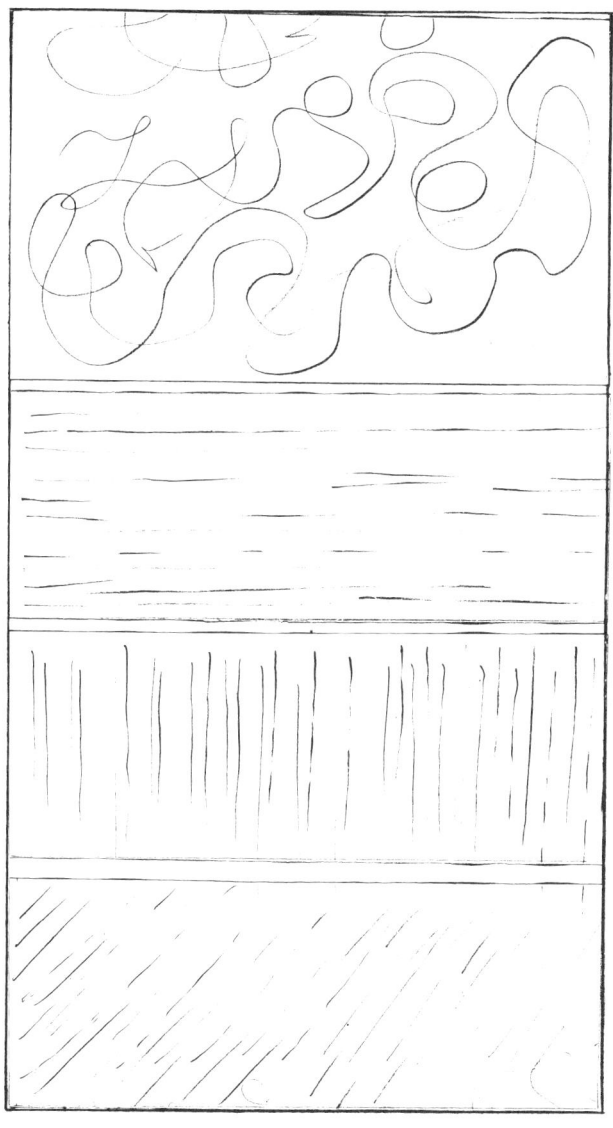

Ergebnisse vom Einüben der Grundlinien, d. h. Richtungserfahrung, fließende Bewegung und angepaßter Tonus in der Druckgebung.

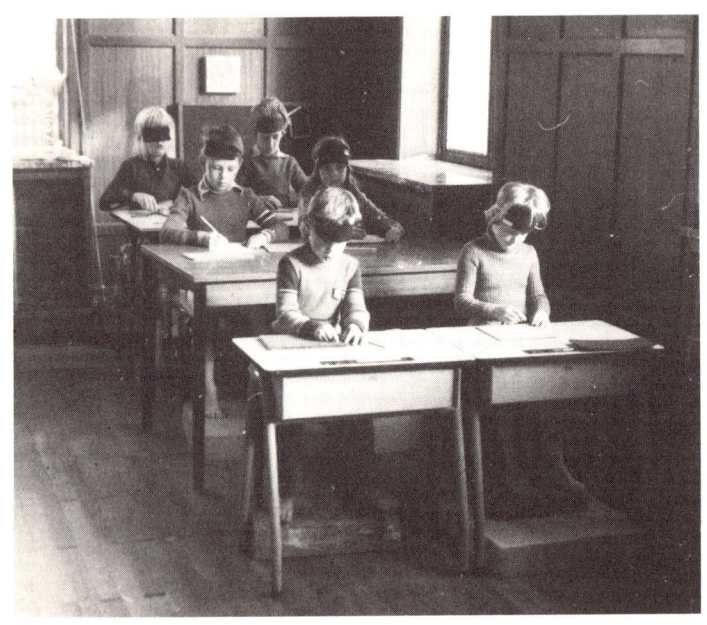

die leicht gezogene Linie an und zieht eine neue. Dieses Verhalten wiederholt sich laufend beim Schreiben und beim Beginn einer neuen Zeile. Das Zeichenblatt von links nach rechts überqueren bedeutet für ihn einen Weg gehen, einen Raum beherrschen. Wir dürfen das emotionale Gefühl nicht unterschätzen, das der Schreibakrobat empfindet, wenn die Hand einen Weg erkundet und durchzieht: er fängt die Zeitspanne auf, die Qualitäts- und Temperatureindrücke und die Begrenzung seines Blattes. Und welch ein Erlebnis ist es für ihn, wenn dies mit geschlossenen Augen geschieht! Man hat den Eindruck, ein Seiltänzer zu sein!

Die Lehrerin nimmt dann beim Kind ein Stückchen Haut vom zweiten Knöchelgelenk des rechten kleinen Fingers und zieht die Haut von links nach rechts, oder zieht an einem Bindfaden, der um den kleinen Finger festgemacht wird. Bei Linkshändern ist es die Fingerspitze des kleinen linken Fingers, die führt und von links nach rechts schiebt. Man richtet die Aufmerksamkeit auf den kleinen Finger, von dem die Führung ausgeht, und die Richtung, die der kleine Finger angibt, und ebenso auf das Gefühl während des Gleitens. Dieser Kontakt normalisiert den Tonus, die Hand entspannt sich, die Schreibbewegungen des Bleistiftes werden frei und der Druck auf die Spitze nimmt ab: es entsteht eine ganz leichte Linie.

Das Gleiten mit geschlossenen Augen, geführt durch den kleinen Finger, wird von den Kindern mit großer Begeisterung gemacht. (Die akustischen Eindrücke auf dem Papier spielen auch eine Rolle.) Von einem gewissen Zeitpunkt an hilft die Lehrerin nicht mehr, sondern sagt: »Denk an deinen kleinen Finger!« Schon gleitend und mit geschlossenen Augen ruft Hannes: »Ich dachte gerade, daß du mich ziehst, ich fühl's noch ein bißchen!« Petra sagt: »Wenn man drückt, kann man nicht schlingern, nicht wahr, Fräulein?« Hierbei erinnern sich die Schüler an die Übung mit dem Bambusstock in der Hand, wobei sie das Stockende laufend gegen den Boden vorwärts drückten. Dadurch, daß sie ihre Kräfte in den Stock brachten, kamen sie nur mühsam vorwärts.

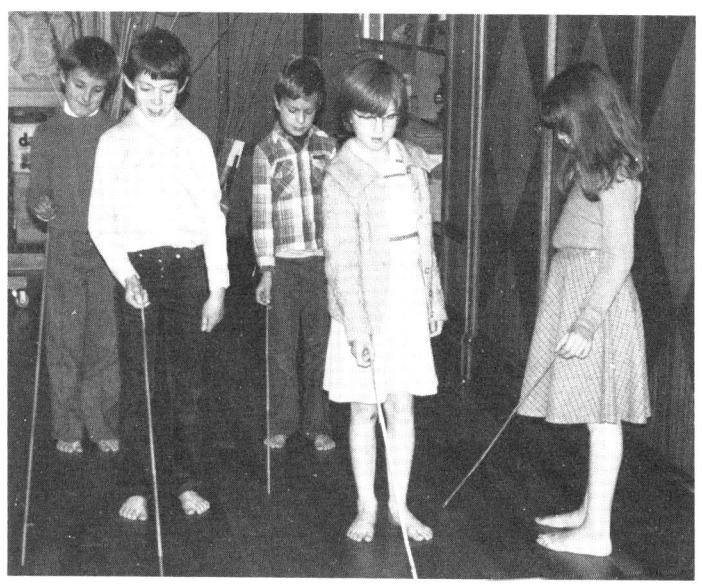

Danach haben sie mit der Stockspitze den Boden abgetastet und diese vorwärts gleiten lassen, so daß sie nun mitgezogen wurden und hinter dem Stock herlaufen mußten. Es ist genauso, als wenn jemand einen Hügel herunterläuft ohne abzubremsen: seine Geschwindigkeit wird größer, als ob er zu rutschen anfinge. Das gleiche Gefühl empfinden sie jetzt mit dem kleinen Finger. Sie probieren, die Hand ohne Stoßen zu schieben, und zwar in einem gleichmäßigen, langsamen Rhythmus. Das Verlockende besteht darin, in dem Augenblick anzuhalten, wenn der kleine Finger den Rand des Blattes fühlt. Sie finden das angenehm und lächeln. Mit verbundenen Augen sagen sie, daß an der Grenze etwas anderes beginnt: »Ich fühle, daß ich hier abrutsche«, sagt Hannes und zeigt auf das Ende des Blattes. »Und hier habe ich ein bißchen ›geschüttelt‹ oder ›güttelt‹«, wie er manchmal sagt; und er zeigt die Stelle auf dem Papier, an der er ›gestoßen‹ hat. Dann nimmt er die Binde von den Augen, überfliegt sein Blatt und deutet spontan und genauestens die Stoßpunkte an.
Bei den Fortgeschrittenen kann man beim Gleiten die Koordinationsfähigkeit anregen, um mit dem Bleistift unbestimmte Schreibbewegungen auf dem Papier auszuführen, während das Gleiten der Hand ohne Unterbrechung weiterläuft, und zwar unabhängig vom Rhythmus der Bewegungen, mit denen das Schreiben geschieht.
Ich möchte noch erwähnen, daß die Technik des Linienziehens ebensogut für andere Übungen angewandt werden kann, z. B. für freie, kreisende Bewegungen auf dem Papier, für Linien parallel zur Diagonale des Blattes, für Linien von links nach rechts und umgekehrt, und für vertikale Linien in zwei Richtungen. Dies ist eine Vorbereitung für das Schreiben von Zahlensymbolen und Buchstabenzeichen, die in alle Richtungen verlaufen.
Es ist erstaunlich, immer wieder zu sehen, wie unterschiedlich ein Kind den Bleistift hält. Überlegen wir uns einmal, welche Anpassung es erfordert, immer wieder mit anderen Griffen zu schreiben. Das launenhafte Neuanfassen des Federhalters gibt Anlaß zu den verschiedensten Schreibstilen.
Eine Schulpsychologin erzählte mir einmal, daß ihr die Handstel-

lung von Kindern, die während der Untersuchung zeichnen und schreiben, jedesmal auffiel. Sie hatte den Eindruck, daß die Art des Griffes gewöhnlich mit dem Grad der Schulreife des Kindes übereinstimmt!

Unsere Kinder mit einer schwerfälligen Motorik sind wahrscheinlich in einer Entwicklungsphase der Motorik stehengeblieben oder haben Phasen überschlagen. Sie sind zwar in der Lage, den Pinzettengriff am Bleistift auszuführen, aber weil dieser Griff nicht aus eigenem Antrieb heraus geschieht und von außen her zu wenig entwickelt wurde, ist es für das Kind ungewohnt. Wenn wir sehen, daß 10jährige Kinder den Bleistift noch ungeschickt festhalten, dürfen wir annehmen, daß sie sich bis jetzt damit beholfen haben, verschiedene Griffe, die sie sich auf ihre Weise zu eigen gemacht haben, zu kombinieren. Es ist ebenso erstaunlich zu sehen, auf welche Weise sie Zahlen und Buchstaben aufs Papier bringen. So ist aus *hilflosen Versuchen* eine Gewohnheit entstanden, wobei sie eine eigenartige Schreibtechnik entwickelt haben.

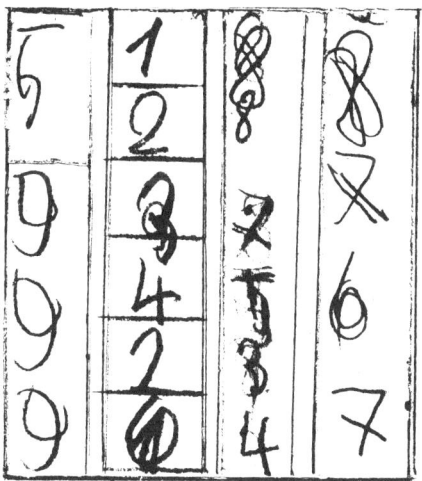

»Hilflose Versuche«. Die Zahlen von Monika aus ihrer vorigen Schule.

Als Beispiel schauen wir uns Heidi einmal an, die sich einen unbeholfenen Bleistiftgriff angewöhnt hat. Sie hält den Stift fest in ihrer Faust, wodurch sie unmöglich sehen kann, was sie schreibt. Der Stift liegt zwischen Daumen und Zeigefinger und ruht auf dem Ringfinger. Zeigefinger und Mittelfinger umklammern das Holz und der Daumen drückt die zwei Finger gegen den Stift. Das Kind muß sich nach vorne beugen und über die ineinander geschlungenen Finger schauen, um zu sehen, was es schreibt. Welch eine Anstrengung für die Hand und welch eine unglückliche Haltung! Und was könnte man von der Qualität der Schrift sagen? Wenn sie flott schreibt, ist sie von der Verkrampfung schnell erlöst, aber es entstehen dann natürlich unlesbare Zahlen und Buchstaben. Wenn sie langsam schreibt und ihre Arbeit gut machen will, wird das Schreiben unzweckmäßig und sehr ermüdend. Sie macht den Eindruck, als wäre sie bei ihrer Arbeit sehr unbeholfen. Und wenn sie auch noch so lernbegierig und eifrig ist, so verliert sie doch Energie und Zeit. Im Rechnen ist sie die Beste, aber beim Aufschreiben der Rechenaufgaben ist die Anstrengung für sie so groß, daß sie müde wird. Dadurch entstehen schlechte und nachlässige Zahlensymbole und Fehler, wodurch sie dann nicht fertig wird.

Eine Veränderung in der Wahrnehmung bringt den Schreibakrobaten manchmal dazu, wieder auf Hand-Fingerstellungen aus früheren Entwicklungsstufen zurückzugreifen. Das ist ein Rückfall oder eine *Regression*.

Mileen hat Schwierigkeiten bei bestimmten Rechenaufgaben. Sie hat bei verschiedenen Aufgaben Fehler gemacht. Wir besprechen die Arbeit und sie hört bis zu Ende aufmerksam zu. Sie hat die Erklärung scheinbar gut begriffen und beeilt sich, nun ihre vielen Fehler zu verbessern, aber sie wird nervös, gehetzt und nimmt ihren Bleistift wieder auf die gewohnte Art in die Hand. Aus ihrer normalen, gewöhnlichen Fingerhaltung heraus macht sie plötzlich wieder das Umgekehrte. Unbewußt legt sie Zeige- und Mittelfinger über den Stift und umschließt gleichzeitig den Daumen. Das erinnert uns an die Greifweise eines acht Monate alten Kindes. Sie schafft es, alles aufzuschreiben, die Fehler zu verbessern und ist froh, als sie fertig ist. Erst dann hält sie ihren Bleistift wieder normal.

Wir wissen, daß auf diesem Gebiet noch mehr Kunststücke ausgeführt werden, z. B. mit nur einem Kontaktpunkt schreiben, nämlich der Schreibspitze ohne jegliche andere Unterstützung. Es ist tatsächlich so, daß es Menschen gibt, die sich in einer eigenen Haltung sehr wohlfühlen. Alles ist natürlich Gewohnheit! Aber beim Schreibenlernen richten wir unser Augenmerk auf Zweckmäßigkeit, d. h. wir wollen eine deutliche Schrift durch entspannte Bewegungen. Und das ist übrigens auch nötig, wenn wir Energie übrigbehalten wollen für andere Aufgaben, wie z. B. für Rechtschreibung und Textverständnis.

Das Schreiben erfordert viel Koordinationsarbeit

Es ist ein Zeichen von mangelndem Verständnis oder zu wenig Geduld, wenn Erwachsene den Kindern schreiben beibringen wollen, ohne daß sie vorher genügend motorisch geübt sind. Sie sind der Meinung, daß die Kinder doch schon acht Jahre alt sind und diese Übungen nicht mehr nötig haben. Sie sagen: »Wir sehen, wie sie auf der Schaukel spielen und sich herumbalgen, und auf dem Spielplatz in alle möglichen Richtungen laufen. Sie kennen die Richtungen, warum sollten sie unfähig sein zu schreiben?«

Unsere Kinder unterscheiden sich oberflächlich gesehen nicht so stark von den anderen. Der Qualitätsmangel ihrer Motorik fällt einem ungeübten Auge nicht mal so sehr auf. Und doch sind ihre Bewegungen unzusammenhängend, unrhythmisch, schlecht strukturiert und orientiert, und die Kräfte zu wenig dosiert. Vor allem sind sie nicht in der Lage, die Intensität des Druckgebens und Druckauffangens langsam und stetig zu beherrschen. Sie entspannen sich scheinbar im freien, spontanen Spiel und laufen doch verkrampft umher. Da ihr Einfühlungsvermögen sehr schwach ist, sind sie sogar das Spiel schnell leid.

Schauen wir uns Jonas und Frank auf dem Spielplatz an (8 Jahre, I.Q. 75 und 7 Jahre, I.Q. 78). Sie laufen über den ganzen Spielplatz, kreuz und quer, hin und her und machen alle möglichen Richtungsveränderungen. Sie bewegen sich vorwärts und rückwärts und finden es herrlich, den Umfang des Spielplatzes rückwärts abzulaufen. Diese natürlichen Bewegungen entwikkeln sicher ihr Körpergefühl und ihre Persönlichkeit, aber wir stellen uns doch allerlei Fragen. Wie weit ist ihre Motorik entwickelt? Inwieweit dringt sie in ihr Bewußtsein ein? Beobachten sie sich? Wie weit erfahren sie Eindrücke von außen als Information? Tun sie etwas mit diesen Erfahrungen? In welchem Maße entwickelt sich das innere Kennen ihres Körpergefühls?
Hierauf können wir kaum eine Antwort geben. Aber eine Woche später stellen wir fest, daß Jonas sich in einer neuen Situation, bei Übungen in der Rückwärtsbewegung, sehr gut helfen kann. Frank jedoch sieht niedergeschlagen zu und fühlt sich verloren. Wir bemerken, daß Jonas weiter kommt, ein höheres Niveau erreicht und in der Lage ist, eine ihm aufgetragene Bewegung auszuführen und sie in sein Körpergefühl zu integrieren. Frank arbeitet auf einem niedrigeren Niveau. Wir sehen sein mangelhaftes Gleichgewichtsgefühl und seine Unfähigkeit, Eindrücke von außen umzusetzen, er reagiert unangepaßt. Auch ist Frank eine andere Persönlichkeit als Jonas. Er verhält sich infantil und zögernd. Unsere Sorge gilt Frank. Wir müssen sein Körperschema entwickeln und systematisieren.
Bewegungen, die beim Spiel auf der Schaukel geschehen, wie z. B. abdrücken, die Kraft richtig einteilen, das Gleichgewicht suchen, die Richtung erfahren und angeben, sind auch grundlegend für das Schreiben. Schreibenlernen heißt, die gegensätzliche Richtung finden und gut einteilen können. Hierzu sind die Kinder nicht immer fähig. Das wurde auch bei Frank während einer Gleichgewichtsübung zwischen zwei Kindern in einem geschlossenen Juteriemen festgestellt.
Bei dieser Übung versuchen die Partner, sich voneinander zu entfernen, indem sie ziehen und gegendrücken. Jonas und Frank stehen sich gegenüber, die Füße »in« den Boden gedrückt, mit

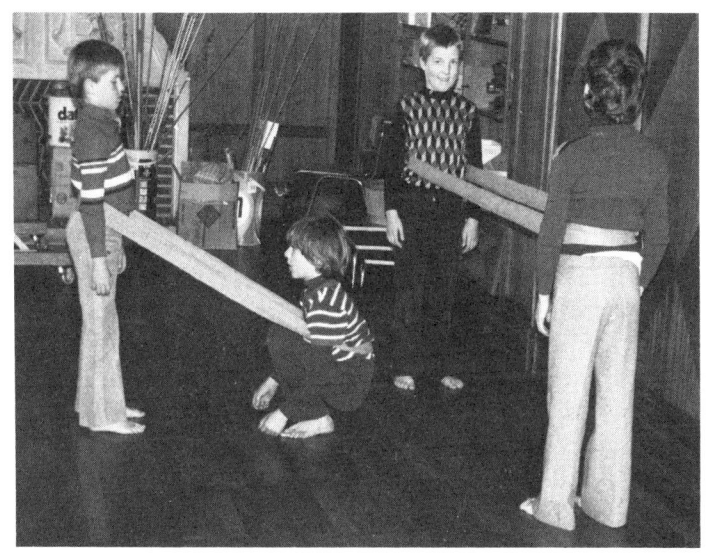

den Lenden gegen den Riemen, wodurch sich dieser leicht spannt. Jonas' Lenden berühren den Riemen. Sobald Jonas einen leichten Druck nach rückwärts gibt, um das Gleichgewicht zu finden, scheitern seine Versuche. Frank fühlt den Riemen wohl, aber er lehnt sich nicht an. Anstatt Gegendruck zu geben, kommt er näher in die Richtung von Jonas. Das geschieht mehrere Male, bis er es schließlich begriffen hat, sich gegen den Riemen anzulehnen, sich mit den Füßen abdrückt und sich der gegenübergestellten Richtung bewußt wird. Die erste Phase dieser Übung besteht darin, durch das Aufstützen der Füße und den Gegendruck in den Lenden den Kräftewechsel ins Gleichgewicht zu bringen. Bei der zweiten Phase müssen die Kinder durch das Aufstützen der Füße und das Kraftgeben in den Lenden, im Gleichgewicht bleibend, hoch und runter gehen: sobald A steht, wird B hocken und umgekehrt. Da Frank in der ersten Phase scheiterte, konnte er die zweite noch nicht ausüben. Mißerfolge dieser Art, wie bei Frank, passieren auch bei anderen Leistungen. Ein Beispiel hierfür ist das Ausspannen und Zusammenfalten einer Decke zu weit.

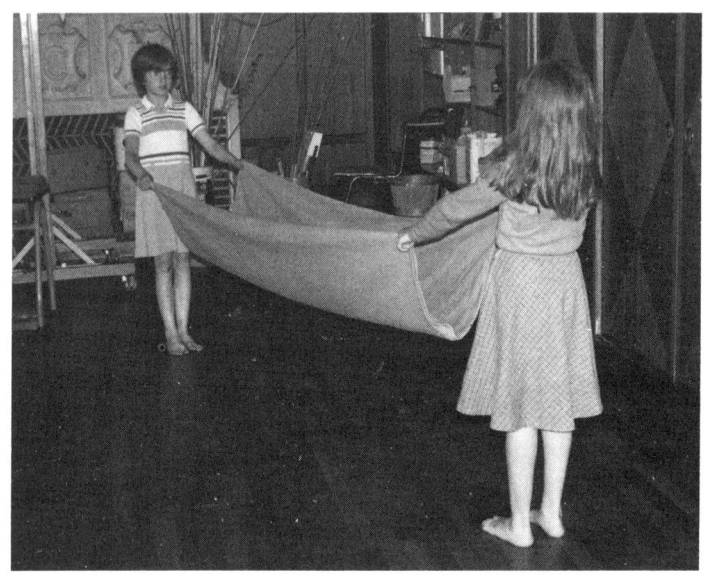

A zieht die Decke auf sich zu und B soll das Gleiche tun. Der ungeschickte Partner B wird mitgezogen. Wenn der eine stärker zieht als der andere, und wenn Partner A sein Ziehen nicht auf Partner B abstimmt, oder umgekehrt, dann gleitet die Decke durch die Finger weg. Durch ein bißchen Geben und Nehmen lernen die Kinder also eine Gegenrichtung zu erfahren, sie ins Gleichgewicht zu bringen und sie zu dosieren.

Wir weisen aber gleichzeitig darauf hin, daß bei Übungen im Ziehen und Drücken die Gefahr einer übertriebenen Kräfteanspannung der Arme besteht, daß die Achseln zusammengekniffen werden, die Schultern oft gespannt sind und Synkinesen, wie z. B. Bewegungen der Zunge innerhalb und außerhalb des Mundes, vorkommen. Beim Ziehen und Drücken gewöhnt man sich leicht schlechte Arbeitsweisen an, wodurch Energie verlorengeht oder nicht zweckmäßig gebraucht wird. Ideal ist es, wenn man mit dem kleinsten Kräfteeinsatz das beste Resultat erreicht. Und das erreicht man, wenn man die Kraft an der richtigen Stelle in den Lenden gut einsetzt.

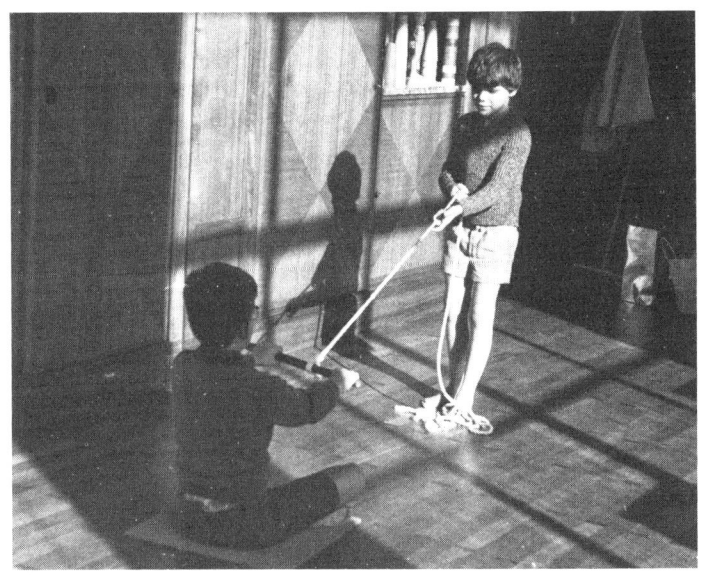

Bei den Übungen mit dem Zusammenfalten der Decken und mit dem Juteriemen werden der Druck auf die Lenden und die Richtungsangabe bewußt, das sich Abdrücken wird getestet durch die Suche nach dem Gleichgewicht. Durch einen richtigen und starken Einsatz des Quadratus-lumborum-Muskels in den Lenden verläuft der Streckreflex (Eutonieausdruck: Transport) mit einem Minimum an Muskelspannung und bei freier Atmung. Durch das Abdrücken mit den Füßen nimmt der Transport den Weg durch die Füße, Knöchel, Schienbeine, Oberschenkel, Rollhügel, über den kleinen Beckenring zum Kreuzbein und vom 5. Lendenwirbel durch die Wirbelsäule zum Atlas. Der Reflex läuft also beinahe durch das ganze Skelett, dessen Teile durch die tiefen Haltungsmuskeln (die sogenannten roten Muskeln) in die richtige Lage gebracht und gehalten werden. Die längeren, mehr an der Oberfläche gelegenen Bewegungsmuskeln (die sogenannten weißen Muskeln) sind dann frei für ihre eigentliche Aufgabe und brauchen bei einer richtigen Anwendung des Streckreflexes nicht mehr als unterstützende Haltungsmuskeln zu fungieren. Bei dem Ruf »gerade stehen!« werden die Schultern dann nicht durch die Bewegungsmuskeln, wie z. B. den Tapezmuskel, nach hinten gezogen (und gehalten so lange es möglich ist!), sondern die einzelnen Skeletteile werden von den Füßen aus reflektorisch von den Haltungsmuskeln in der richtigen Lage übereinander gehalten. Die Schultern dürfen gleichsam auf einem guten, starken Unterbau ruhen. Eine solche Haltung zeugt von innerer Kraft und Festigkeit.

Noch eine Anwendung, um verfügbare Energie von der Lendenkraft aus besser gebrauchen zu lernen, ist folgende: den Schülern beibringen, wie man einen schweren Balancierblock hochhebt oder eine Schwebebank versetzt.

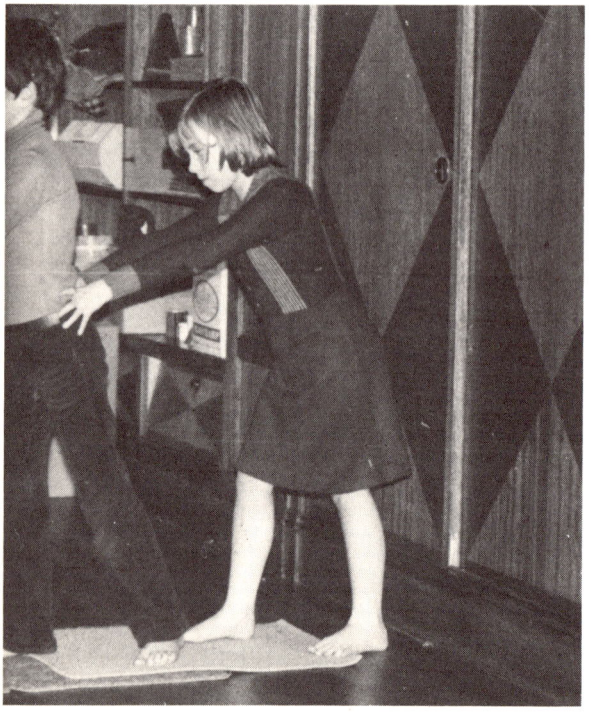

Konzentration auf die Kräftezunahme der Lenden.

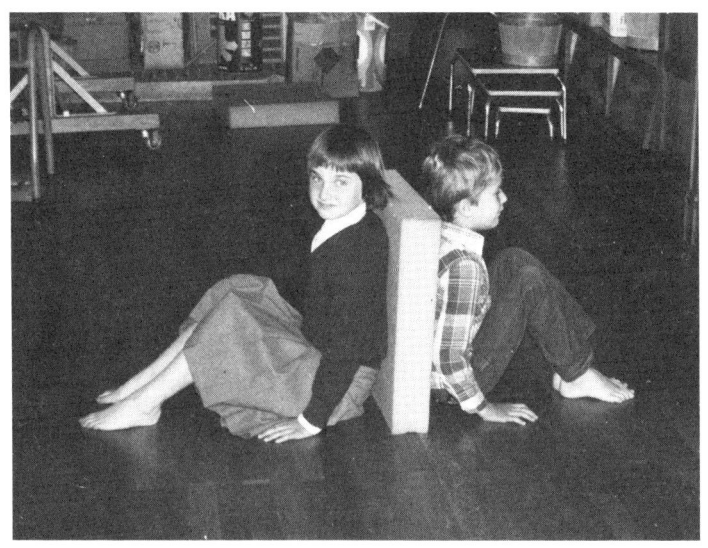

Die Balancierblöcke, die Gerda Alexander verwendet, sind durchgesägte Baumstämme. Das ist das angemessene Material, um sowohl mit stabiler als auch mit labiler Grundlage zu lernen, »in« den Füßen und »in« den Lenden zu sein, den Streckreflex entstehen zu lassen und das sehr feine Suchen nach dem Gleichgewicht geschehen zu lassen.

Auch das Drücken mit Schaumgummikissen kann beim Lernen, die Lendenkraft bewußt zu gebrauchen, gute Dienste leisten. Die Partner A und B sitzen Rücken an Rücken im Schneidersitz. Zwischen beide legt man ein Kissen, das ungefähr 15 cm dick ist. Der Zweck ist, mit dem Rücken »durch« das Kissen gegen den Rücken des Partners zu drücken. Es wird ein Schaumgummikissen gebraucht, um »gezielt drücken zu lernen«, weil »es keinen harten Widerstand gibt«.

So kann man auch eine Fußluftpumpe mit den Füßen oder jedem anderen beliebigen Körperteil platt drücken lassen. Das ist für die Kinder konkreter als einen Stein drücken. Rücken an Rücken drücken ist eine Übung, die im nächsten Teil überprüft werden kann.

Aber legen wir nun wieder das Kissen zwischen die Rücken und nehmen das Beispiel von oben. Wenn beide Kinder drücken, fühlen sie eine entgegengesetzte Richtung und eine gewisse Kräfteeinwirkung auf den Rücken. Wenn A gegen B drückt, der den Druck ankommen fühlt, sich aber nach vorne beugt, anstatt gegen zu drücken, dann zeigt B, daß er nicht begriffen hat, daß er Gegendruck geben mußte. Beide bewegen sich dann in dieselbe Richtung. Wenn die beiden Rücken eng beieinander bleiben, fällt das Kissen dazwischen nicht weg: der Kontakt bleibt. Es kann ein Geben und Nehmen sein und ein Balancespiel zwischen A und B zustande kommen, eine Art Schaukelspiel. Hieraus können wir ablesen, ob die Kinder die Fähigkeit des Dosierens besitzen. Während des Vorwärts- und Rückwärtsschaukelns, wobei die Druckkraft nach außen nicht aufhört, kann A einen seitlichen Druck entweder nach links oder rechts ausführen, auf den dann B eingeht oder auch nicht. Der seitliche Druck kann auch in einen Auf- und Abwärtsdruck übergehen. A kann ebenfalls in alle Richtungen experimentieren. Hierbei bleibt die Atmung frei, das bedeutet, seinem Atem freien Lauf lassen mit einem Rhythmus, der unabhängig vom Widerstand gegen das Kissen ist. Frei atmen, gleichzeitig verschiedene Richtungen anstreben, die Intensität abwägen und im Druck beibehalten – keine einfache Dissoziations- und Koordinationsarbeit! Darum haben A und B die Chance, im Druck gegen einen Partner oder einen Gegenstand eine entgegengesetzte Kraft zu entdecken, auf sie einzuwirken und im Widerstand eventuelle Richtungsveränderungen vorzunehmen.

Beobachten wir nun was beim Schreiben geschieht. Frank wird gerufen, um sich an den Tisch zu setzen und schreiben zu lernen. An seiner Haltung ist zu sehen, daß er sich mit Vergnügen vorbereitet, um den Auftrag auszuführen. Vor ihm liegen ein unliniertes Blatt weißes Zeichenpapier und ein runder, scharf angespitzter Bleistift.

Frank nimmt schnell den Bleistift in die Hand und will beginnen. Doch überrascht schaut er auf den Stift und ruft: »He, ein Gummibändchen!« Ungefähr 2½ cm von der Spitze entfernt ist

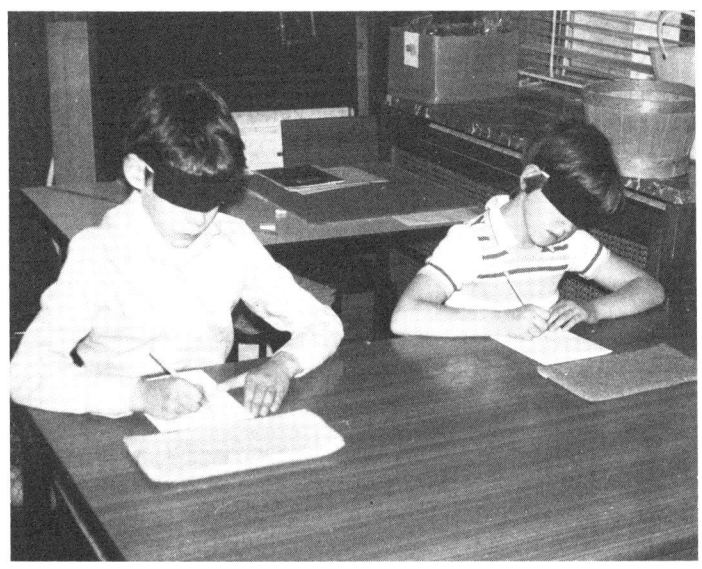

ein Gummi, 2 mm dick, um den Stift gewickelt und zwar über eine Breite von 1 cm.

Im Gegensatz dazu ruht bei einem rechtshändigen Schreiber die Daumenspitze an der linken und die Zeigefingerspitze an der rechten Seite, und unter dem Gummi liegt der Mittelfinger, auf dem der Stift lehnt. Machen Sie das eben nach und lassen Sie Ihre Schreibhand ruhen um die Qualität des Papiers zu erfahren. Machen Sie hierbei von einer entspannten Schulter aus die Verbindung mit Arm, Fingern und Bleistift, und es folgt eine adäquate Tonusregulierung. Sehen Sie dann vom unteren Ende des Unterarmes aus die zwei folgenden Bahnen an, die sie entdecken können: die eine läuft durch den Daumen, die andere durch den Zeigefinger. Beide verlängern sich und nähern sich einander in Richtung der Schreibspitze. Beim Buchstabenbilden läuft diese Linie weiter über das Schreibblatt, und dabei werden die Schlaufen und Bögen verlängert. Schauen wir uns aus dieser Sicht und von diesem Fingergriff aus den Bewegungsablauf beim Zeichnen einer Schleife genauer an.

Hier ist zum einen die Regulierung des Tonus von Bedeutung, zum anderen das Ausführen der Schreibbewegungen. Das alles erfordert einige Koordinationsarbeit.

Wie werden Schleifen geschrieben? Man beginnt an einem Ruhepunkt. Der Impuls wird gegeben und die Bleistiftspitze entfernt sich vom Körper fließend und schneller werdend beim Aufwärtsschreiben, wird am höchsten Punkt, wo eine kurze Pause entsteht, langsam und zwar lange genug, um die Form zu bedenken. Das Drehen nach links und wieder in die Abwärtsrichtung nach unten zurück, wie die Form es verlangt, ist also eine grafische, zweckbestimmte Veränderung in der Orientierung. Die Schleife endet in einem Ablauf nach rechts, um eventuell durch einen neuen Impuls die Schreibhandlung fortzusetzen. Das Abwärtsschreiben ist also absolut nicht, wie so viele Menschen denken und tun, ein Auf-sich-Zuziehen. Der Nachdruck liegt auf dem Wegdrücken. Die Spitze kommt wohl auf den Körper zu, aber dies ist nur ein Teil der sich wiederholenden weiterrollenden Bewegung. Die Schreibbewegung folgt also der kreisenden Impulsreaktion, orientiert sich, nimmt Richtungsveränderungen vor und läuft doch in einer verlängernden Bewegung weiter, gleichgültig, um welche Richtung es sich handelt.

Die Aufmerksamkeit auf »weit weg« zeichnen ist die Norm, worauf das Kind stets achten muß, wenn es schreiben lernt. Dies erfordert einige Übung.

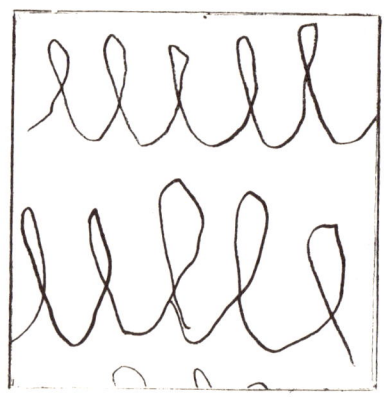
Kim

Anfänger oder ungeübte Schreiber ziehen die Schleifen auf sich zu. Das Ausführen geschieht obendrein noch oft mit geschlossener Hand.

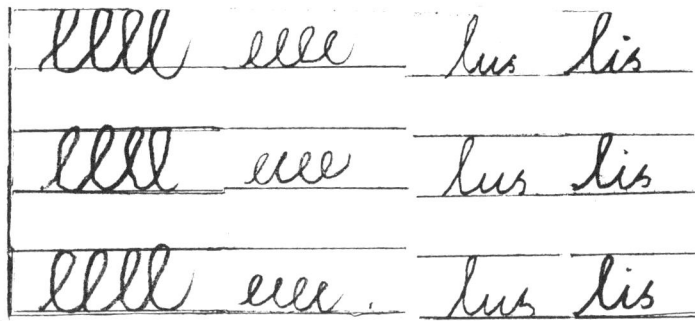

Kim, der durch Übungen Fortschritte gemacht hat.

Gewöhnlich kann man beobachten, daß die Kinder zu Beginn ihren Körper hochziehen und sich dann über das Papier beugen, um dem langsamen Weg des Aufwärtsschreibens zu folgen: der Rumpf neigt sich vorne über das Schreibpapier und der Arm schiebt mit.
Andere halten den Rumpf gerade, ziehen die Schultern hoch und halten sie dann eine ganze Zeit hochgezogen. Wieder andere entfernen den Ellenbogen von der Körperseite und schreiben dann mit dem ganzen Arm.
Diejenigen, die es besser machen, lassen Schulter und Ellenbogen hängen, aber machen die Schreibbewegungen mit einem schiebenden Arm.
Bei denjenigen, die mit Hand und Fingern schreiben und das Handgelenk locker und beweglich halten, ist eine bessere Verfeinerung durchgeführt worden. Es ist ein Zeichen dafür, daß die kreisende Bewegung in der Fingermotorik schon anwesend ist. Wir geben jedoch zu, daß es manchen Anfängern sehr schwer fällt. So können auch neben den obengenannten falschen Körperhaltungen mehr wirklich ungünstige Handstellungen vorkommen. Der Griff um den Bleistift darf nicht so sein, daß die

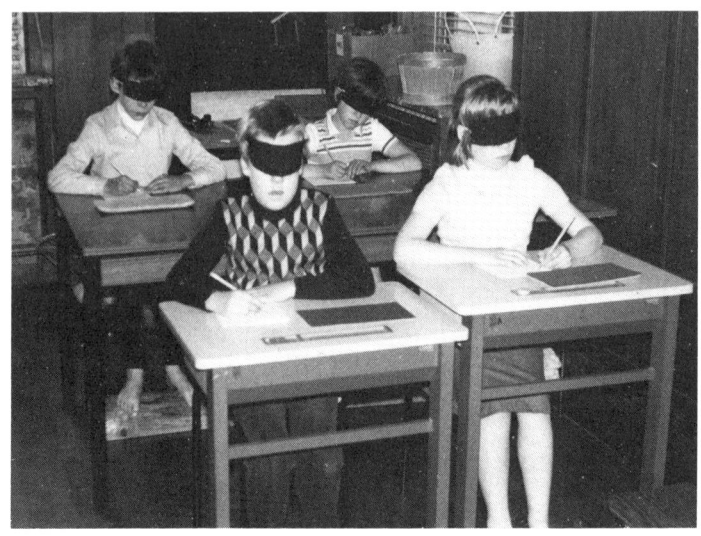

Durchströmung unterbrochen wird, die Verlängerung nicht bis in die Schreibspitze kommen kann und die Bewegung gehindert wird.

Legen Sie einmal das erste Daumenglied über den Gummi und über den Zeigefinger. Wenn Sie Schleifen schreiben, beobachten Sie den Unterschied der inneren Veränderungen im Daumen: seine Verlängerung fällt außerhalb der Schreibspitze.

Ich erinnere mich noch gut daran, wie lange ich nach der Ursache der gekritzelten, verdrehten Schrift eines Jungen gesucht habe, bis zu dem Augenblick als ich sah, wie sein Daumen unter seinen Fingern verschwand, wodurch sich die Hand zum Tisch hin drehte.

Es ist wirklich notwendig, die Stelle, an der sich das Gummibändchen befindet, genau zu kontrollieren!

Durch das Schreiben mit der Spitze entsteht bei den Anfängern eine winzig kleine Schrift. Sie wird für sie selbst und die anderen unleserlich. Einige klagen darüber, daß ihr Bleistift zwischen den Fingern wegrutscht und ihre Finger dadurch ganz nahe an die Schreibspitze herankommen. Wenn sie mit Tinte schreiben, sind ihre Fingerspitzen beschmiert und sie verschmieren auch das Papier. Wieder andere Schüler bemühen sich, den Bleistift jedesmal wieder neu anzufassen. Sie können so schlecht arbeiten, weil die Buchstabenverbindungen unterbrochen werden und eine unregelmäßige Schrift entsteht, die holperig auf den Zeilen steht. Das Wegrutschen der Finger stört den automatischen Bewegungsablauf, lenkt die Aufmerksamkeit ab und man verliert Zeit und Energie.

Das Gummiband hilft den Kindern, den richtigen Griff anzuwenden. Frank hat sofort nasse Hände während des Schreibens, so daß der Bleistift für ihn zu einer hoffnungslosen Rutschbahn wird. Je mehr er fühlt, daß der Bleistift ihm entgleitet, um so mehr strengt er sich an und um so größer wird für ihn die Spannung zu schreiben. Seine Hände schwitzen mehr und mehr. Das hemmt das Schreiben und es ist doppelt schwierig, wieder neu anzufangen. Der Gummi besteht aus einem Material, das das Rutschen verhindert: es ist ein anti-slip Gummi. Seitdem die Kinder ihn verwenden, hört man sie nicht mehr klagen. Frank sagt: »Ich brauche meine Hände nicht mehr abzutrocknen«, und darüber ist er froh.

Beachten wir nun die Elastizität des Kautschuks. Der Gummi hilft beim Bewußtwerden der örtlichen Druckgebung und bei der Fähigkeit zu dosieren. Er fühlt sich weicher an als das harte Holz des Bleistiftes. Das federnde Element oder das federnde Gefühl hilft während des Schreibens »Druck geben«, vermehren und vermindern. Es ist ein dynamisches Spiel von Hin- und Herdrücken, mit der Möglichkeit, die Richtung zu wechseln.

Beim ersten Kontakt mit dem Gummi finden die Schüler meistens noch nicht den Weg der Druckgebung. Sie rollen den Stift zwischen ihren Fingern hin und her.

Wenn die Lehrerin mit ihren eigenen Fingern auf die Fingerspitzen des Kindes drückt und wieder losläßt, dann nimmt das Kind die Technik schnell an. Als nützliche Vorübung kann man die Kinder einen Schwamm drücken lassen, um so die Finger an den Gegendruck zu gewöhnen. Das Gefühl des federnden Gummis beeinflußt die Intensität des Druckes besser als auf Holz und

nimmt die Reaktion und die Täuschung weg, die durch »hart gegen hart andrücken« hervorgerufen wird.
So hält der Gummi die Finger im richtigen Abstand von der Schreibspitze, verhindert das Wegrutschen der Finger über den glatten Bleistift und hilft, das örtliche Druckgeben und Zurückfedern aufzufangen. So ist die Anwesenheit des Gummis also eine Stütze beim Schreibenlernen. Er darf aber nicht zur Gewohnheit werden. Kehren wir zurück zu den falschen Schreibbewegungen.
Ziehen ist die Bewegung, die bei den Anfängern am meisten vorkommt: der ganze Körper, mit Arm oder Hand zieht den Bleistift auf sich zu. Selbst wenn die Bewegungen schon differenzierter sind und das Schreiben bereits in den Fingern sitzt, zieht das Kind oft noch mit Zeigefinger und Daumen die Spitze auf sich zu, wahrscheinlich mit derselben (übertriebenen) Kraft. Der Daumen geht dann, anstatt Widerstand zu geben, parallel mit dem Zeigefinger und bestimmt so die Richtungsveränderungen. Übernehmen andere Teile der Hand, des Armes oder der Schulter diese Funktion des Widerstandes, dann wird das zweckmäßige, fließende Schreiben gestört.
Das Ziehen geschieht meistens mit zugekniffener Hand. In die Handhöhle aber muß Raum kommen und das wird wiederholt geübt. Die Kinder sprechen darüber mit ihren eigenen Worten und sagen: »ein weiches Nestchen – keine alten, harten Zweige darin – nicht kneifen – das darf man nicht – das Vögelchen darf man nicht totdrücken – man muß es fliegen lassen.« Dieser kleine Kunstgriff führt zur Selbstkorrektur. Anhand dieser zitierten Beispiele merkt man, wie wichtig die Entwicklung des Gefühls ist, das wiederum nötig ist, um den gut ausgewogenen Hin- und Herdruck ausüben zu können.
Wenn Sie die Partner in den früher beschriebenen Übungen ersetzen durch Daumen und Zeigefinger, und das Kissen durch den Bleistift mit dem elastischen Gummi, dann bekommen Sie ein Bild davon, was ungefähr während des Schreibens geschieht.
Die Prinzipien des Hautgefühls, Kontaktes, Abdrückens, Verlängerns und des Streckreflexes durch den ganzen Körper, haben

auch beim Schreiben ihre Gültigkeit. Die Tastempfindung oder die Informationsquelle ist jedoch kleiner, die Bewegungen geschehen in reduzierterem Umfang; sie müssen also genauer ausgeführt werden.

Bei einem unbeweglichen Pinzettengriff ist ein leichter Widerstand gegen den Stift notwendig. Er muß beim Schreiben am Gummi bleiben, so daß der Stift nicht fällt und nicht wegrutscht. Wird der Pinzettengriff angewandt, so wird der Widerstand vom Daumen und Zeigefinger ausgeführt, der Stift ruht auf dem Mittelfinger, eine lebendige Bewegung, bei der weder das Hautgefühl noch das Bleiben am Widerstand verlorengehen darf.

Bei Richtungsveränderungen findet man nichts von einer eckigen Schrift oder etwas, das an Kratzen erinnert, wie es der Fall ist, wenn Daumen und Zeigefinger zusammen ziehen und eine neue Richtung einschlagen. Wenn da ein Zusammenspiel stattfindet, wechseln Daumen, Zeigefinger und Mittelfinger beim Hin- und Herdrücken gegen den Bleistift von unten nach oben, von rechts nach links und umgekehrt. Wenn wir dabei die Handfläche freilassen, werden die geschriebenen Schleifen, in der Verlängerung nach außen gerichtet, alle sehr schön abgerundet sein.

Das ständige Nachaußengerichtetsein und sich selbst dabei nicht verlieren, erfordert große Konzentration, jedenfalls am Anfang.

Sich das Ziehen abzugewöhnen geht nicht auf einmal, um so weniger, wenn es zur Gewohnheit geworden ist. Bei den Schleifenverbindungen unterscheidet sich die zweite Schleife manchmal deutlich von der ersten. Das Aufwärtsschreiben hat gut und gerichtet begonnen, aber das Ziehen unterbricht das Ergebnis. Viele Schüler bringen schon nach einigen Übungen schöne Schleifenformen aufs Papier: sie sind schlank, regelmäßig, gut in der Linienführung und -verbindung, gleich groß und gleichmäßig schräg gerichtet.

Um den Winkel der Schräge einigermaßen zu beeinflussen, benutzen die Kinder auf ihrem Papier zwei Pole: über die linke obere Ecke ihres Schreibpapiers legen sie einen Bleistift, die Spitze schräg nach rechts gerichtet, und in die rechte obere Ecke

Die zwei Richtungsweiser zielen auf Bleistift und Sonne.

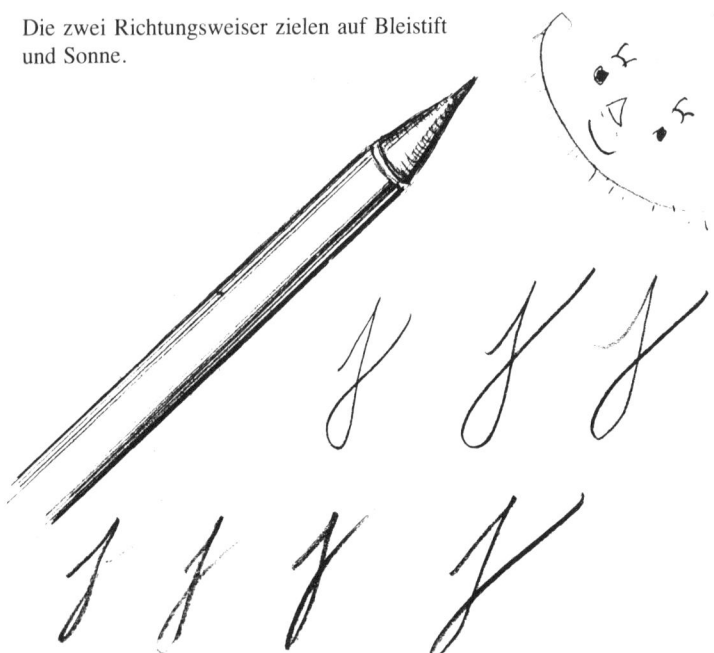

Monika – der Buchstabe »j« oder die verwandte Form der Zahl 1.

zeichnen sie eine Sonne. Wenn sie links beginnen, ist der Richtungsweiser, der Bleistift, ihren Augen am nächsten. Über die Hälfte des Blattes hinweg peilen sie die Sonne an. Durch Wiederholung prägen sich diese Signale besonders gut ein.

Wir müssen bei den Rechtshändern darauf achten, daß vor dem Beginn die Längsachse des Bleistiftes auf die linke, obere Ecke gerichtet ist, während die Spitze nach rechts schieben muß, außer beim Buchstaben »c« und die folgenden, nach demselben Bewegungsablauf abgeleiteten Buchstaben: o, a, g, q, d. Dies sind die einzigen Buchstaben, die nach »links« (hoch) beginnen. Wir haben Verständnis für das Kind, das am Anfang zögert, weil es seinem richtigen Impuls nicht Folge leisten kann, um die Spitze zu einer rechts kursiv laufenden Schrift zu richten. Aus der Sicht »weit von sich weg schreiben« hat der Linkshänder den Vorteil, daß die Spitze in die rechte Richtung zeigt. In beiden Fällen sind der schräg gelegte Bleistift und die gezeichnete Sonne eine konkrete Anweisung.

»Zur Sonne«! ist ein oft wiederholter Ansporn! Das Kind antwortet hierauf fröhlich und sagt: »Die Sonne freut sich, wenn man sie besucht!«

Es ist vor allem für diejenigen bestimmt, die schwer anfangen können, oder die beim Abwärtsschreiben in eine linksgerichtete Schräge geraten und nach der Gegenbewegung (z. B. beim Ablauf des Buchstaben »b«) die Linie von neuem nach rechts bringen müssen. Die Sonne (in der rechten oberen Ecke) im Auge zu behalten, hilft dem Kind, von links nach rechts zu gleiten. Es muß nicht allzu genau dem Winkel der Schräge nachstreben, sondern auf die Sonne achten und dadurch sehen, wohin es muß. Dieser Tip gibt ihm die Möglichkeit, die Bewegung des nächsten Buchstabens schon in der Hand zu fühlen, bevor er geschrieben wird.

Wenn die Kinder unglücklicherweise wieder in ein »Ziehen« zurückfallen, reagieren sie sofort auf die Akzentveränderung in der Hand, auch während des Schreibens »mit geschlossenen Augen«. Sie brauchen nicht einmal das schlechte Ergebnis zu sehen, um zu bezeugen, daß sie das Ziehen in der Hand gefühlt haben. So sagte Monika: »Guck mal, Fräulein«, und sie zeigt auf einige zurückliegende Buchstaben, »hier habe ich es auf mich zugezogen, ich wußte es! Ich hatte es gefühlt!« Ich bin zufrieden über die Bemerkung und die Erklärung dazu. Diese Reaktion, die Selbstkontrolle, führt zu einer Selbstkorrektur. An den Buchstaben war ein minimaler Unterschied zu sehen, für sie war er deutlich, einem Laien wäre er nicht aufgefallen. Monika erwähnte ihn jedoch, weil sie während des Programmierens gefühlt hatte, daß es verkehrt ging. Hier entstand ein Signal zur Aktivität, ein Zurückschalten der Kraft, wodurch Monika sich selbst schreiben lehrte. Und das garantiert uns, daß ihre Sinnesorgane auch in neuen Situationen für eine Selbstentwicklung aufgeschlossen sind. Je nach Lernfähigkeit sind die Erfolge bei den Kindern sehr unterschiedlich.

Die Wirkung auf die Atmung

Nehmen Sie einmal an, Sie sitzen bereit, um zu schreiben und man bittet Sie, auf zwei verschiedene Weisen Schleifen in die Luft zu schreiben. Das erste Mal gehen Sie von Ihrer Körpermitte aus und schreiben »weit weg«. Das zweite Mal ziehen Sie die Schleife auf sich zu. Bevor Sie weiterlesen: Beobachten Sie sich, und verfolgen Sie den Einfluß auf Ihre Atmung. Diese Probe, bei Vielen getestet, ergab bei der großen Mehrheit den folgenden Kommentar:

1. Fall: Ich spüre ein Gefühl der Leichtigkeit, eine Entladung, ein Sichfreimachen.
2. Fall: Die Bewegung ist schwer, beklemmend, die Atmung ist belastet.

Die Bewegung »von sich weg« hat von Natur aus eine günstigere Wirkung auf die Atmung als die Bewegung nach innen, die man auf sich richtet. Die Bewegung nach außen ist meistens »öffnend«, während die zentripetale die Gefahr in sich birgt, die Achseln und den Brustkasten einzuengen. Es ist aber auch nicht nötig, das Ziehen völlig zu unterlassen. Das könnte auch eutonisch geschehen, dann ist es ein Aufsichzuholen in einer offenen Verbindung von Armen und Schultern. Die einengende, »abschnürende« Bewegung führt zu einem inneren Gefühl der Hast und Unruhe, die schon in den meisten Kindern steckt. Man kann von einer Art »Ich«-Bezogenheit sprechen. Das Kind nimmt sich keine Zeit, mit den anderen Kontakt aufzunehmen, wobei gerade die Zuwendung zu den anderen Ruhe gibt, für ein positives, angenehmes Arbeitsgefühl sorgt, und man geneigt ist, mehr zu leisten.

Wir können das mit dem Singen vergleichen. Viele Menschen finden es angenehmer, stehend zu singen als sitzend. Den Kontakt mit den Beinen zu finden ist im Stehen viel einfacher als im Sitzen. Der Bauch wird nicht eingeklemmt, die Atmung ist freier.

Das stellen wir auch beim Kind fest. Wegen der günstigen Wechselwirkung auf die Atmung und der vielen positiven Erfahrungen, die in den vorhergehenden Abschnitten besprochen wurden, möchten wir die Handschrift im Bewegungsablauf beim »Weg«-Schreiben untersuchen. Das wird im Abschnitt über Grundformen und Verbindungen beim Schreiben behandelt.

Wo soll ich hin?

Lena (8 Jahre, I.Q. 60) hält den Bleistift, mit der Spitze auf das Papier gerichtet, in der Hand. Sie macht sich bereit, um den Buchstaben »e« zu schreiben, aber kann tatsächlich nicht beginnen und fragt plötzlich: »Wo soll ich hin?« Die Frage überrascht mich und bringt mich zum Nachdenken. Ich sehe einen Punkt von

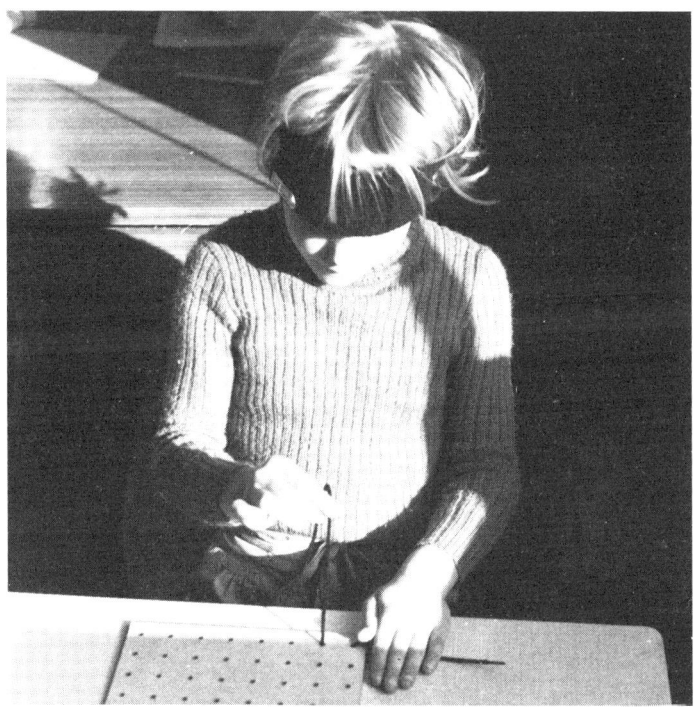

1 mm auf die Fläche gesetzt, so wie ein Anfänger auf der Schlittschuhbahn oder ein Schauspieler auf einem enorm großen Podium, der Richtung und Raum nicht beherrscht, weil er keine Erfahrung hat.

Welcher Art die Ausbildung zur Resensibilisierung von Zeit und Raum auch sein mag, es ist für jeden Therapeuten eine bekannte Tatsache, daß der »Beginn einer bestimmten Richtung« schwierig ist. Die Schwierigkeiten, die sich zeigen, wenn man mit Bindfäden, die mit den Fingern aufgespannt, weitergegeben, gemessen, aufgewickelt usw. werden, oder Schnürbänder, die durch die Schuhlöcher gezogen werden, um eine Schleife zu machen, sind nicht zu unterschätzen. Und was gäbe es zu sagen, wenn man auf kleinstem Raum lenken und bewegen muß, wie das bei den Mikrobewegungen der Hand geschieht, wenn man genormte Buchstaben schreiben lernen muß?

Ich erinnere mich an eine Übung, die Lena ausführte und wie sie dabei vorging. Eine Reihe von Kegeln war willkürlich aufgestellt. Die Aufgabe lautete, sich im Slalom zwischen den Kegeln

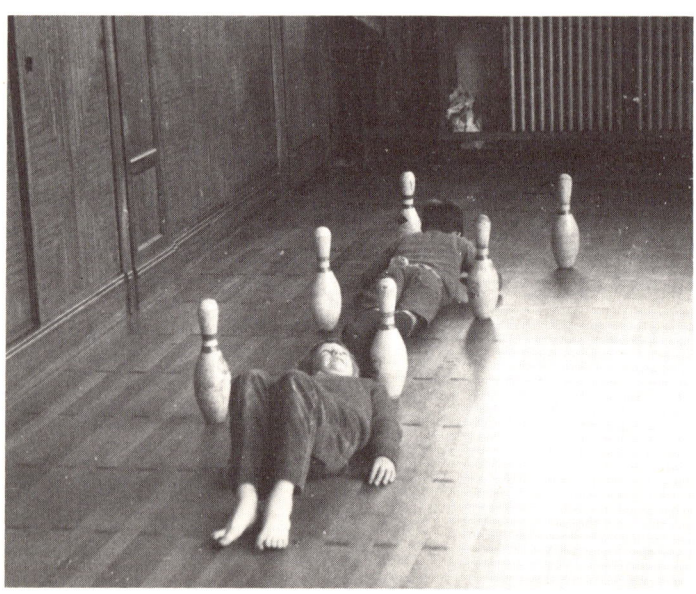

zu bewegen, ohne sie umzustoßen. Auf dem Rücken liegend, die Fußsohlen auf dem Boden, den Kopf und die Lenden im Kontakt mit dem Holzfußboden, drückte sie sich mit den Fersen ab. Mit dem Kopf voran mußte sie jedesmal zwischen zwei Kegeln auskommen, um so dem Weg zu folgen. Dann stand sie auf und zeigte mit dem Stock den zurückgelegten Weg von links nach rechts und legte ein Seil darauf. Der Anfang des Seils lag nach rechts gekrümmt auf dem Boden, der Rest nach links. Lena wollte beginnen, aber es war ihr unmöglich, dem Seil die verlangte Wendung zu geben. Sie konnte die Anfangsrichtung nicht finden.

Kehren wir nun zurück zu der Tatsache, daß Lena zögert und jedesmal wieder nicht weiß, wie sie den Buchstaben »e« schreiben muß. Nachdem ich allerlei Übungen mit dem Handgelenk, der Hand und den Fingern gemacht hatte, sie sogar die Buchstabenform »e« auf Karton hatte abtasten lassen, sprach ich ihre linke Hand an, die ein Teil ihres Körpers ist, über den sie immer verfügen kann. Ich zeigte ihr den Zwischenraum zwischen ihrem Zeigefinger und dem Daumen und bat sie, ihren Zeigefinger so weit zu biegen, bis die Spitze gegen den Daumenballen kam (siehe Abbildung).

Dadurch wurde die Zeigefingerspitze rot. Es ist das Erkennungszeichen für den Ausgangspunkt. Von hier aus beginnend zog sie

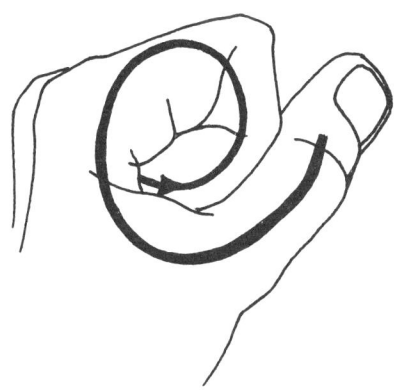

mit dem Zeigefinger der rechten Hand über das mit der linken Hand gebildete »e«. Durch die Sensibilität der beiden Hände entdeckte sie die Form des Buchstabens. Auch mit geschlossenen Augen bekam sie mit Hilfe des Tastsinnes eine verstärkte visuelle Vorstellung und einen Eindruck davon. Mit der Aufforderung »erinnere dich, was du getan hast!«, und dem Nachschreiben durch den Finger auf dem Tisch, wird eine naturgetreue Wiedergabe des grafischen Bildes ermöglicht.
Vielleicht erinnert sich jemand an das Spiel aus der Kinderzeit, bei dem man Wörter auf den Rücken des Partners schrieb und dieser die Wörter dann raten mußte. Solche Konzentration und die Art der Eindrücke prägen sich fest ein.
Mitchell Ross (1978, S. 120), Professor für Kindermedizin in Dundee, lenkte die Aufmerksamkeit darauf, daß Gelehrte in der Sowjetunion der Meinung sind, man könne die Entwicklung des Nervensystems, wozu auch die Bildung neuer Verbindungen im Nervensystem mit den hierdurch größeren Möglichkeiten für die Motorik gehören, durch Übungen mit Hausmassage fördern.
Jeder, der es versucht, wird den großen Unterschied in der Wahrnehmung und in der Information spüren zwischen den Buchstaben, die man mit eigener Haut auf Holz schreibt, und denen, die man mit eigener Haut auf Haut schreibt. Die unterschiedlichen Eindrücke der Berührung sind groß. Das zuletzt genannte verfügt über mehr »Lebendigkeit«. Die rechte Hand hat über die Finger Mitteilungen durch die Haut aufgenommen und zwar nicht nur über die Form, sondern sie hat auch den Bewegungsablauf erfahren und die Bewegung auf eine besondere Weise erlebt. Durch das Schreiben auf die Haut ist der Finger auch empfindsamer geworden, und so wird er leichter die Form des Buchstabens reproduzieren können.
Jetzt nimmt Lena den Bleistift und beeilt sich, den Buchstaben aufs Papier zu bringen. Es gelingt sofort! Die Form ist da, hurra!
Ich war angenehm überrascht zu sehen, daß sie jedesmal, wenn sie in Verlegenheit geriet, ihre linke Hand bereit hielt und von der gelernten Arbeitsweise Gebrauch machte. Zu Anfang tastete sie noch mit dem Finger, später genügte schon ein Blick.

Es gibt noch andere Buchstabenformen, die mit den Fingern gebildet werden können, wie z. B.: c, o, i, u, n, m, v, w, j und von denen man die Zeichnung ablesen und abtasten kann. Hier finden Sie noch einige Skizzen und Andeutungen.

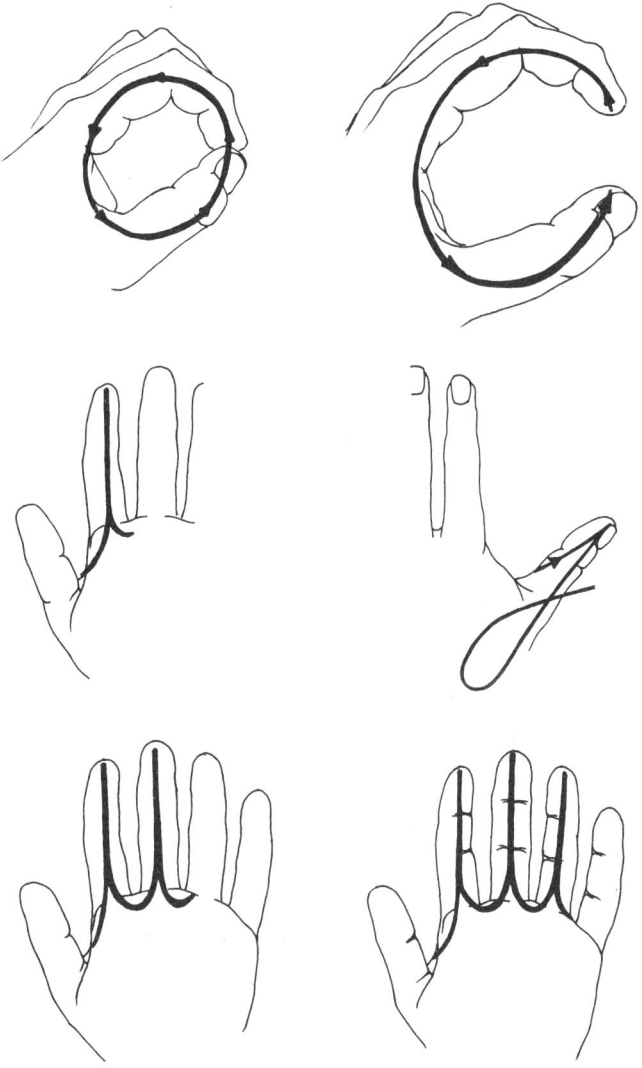

Die Eutonie fördert durch das ruhige Beherrschen des Tonus die Verfeinerung der Motorik. Der Beginn einer Bewegung, das Einfühlen, bekommt eine besondere Bedeutung und erhält einen großen Wert, ebenso wie das Ende einer Handlung oder Bewegung. Eine Bewegung ist harmonisch, wenn sie mit einem fein entwickelten »toucher« beginnt, und wenn sich ebenfalls die ganze Konstitution auf die Entwicklung und Vollendung der Ausführung vorbereitet.

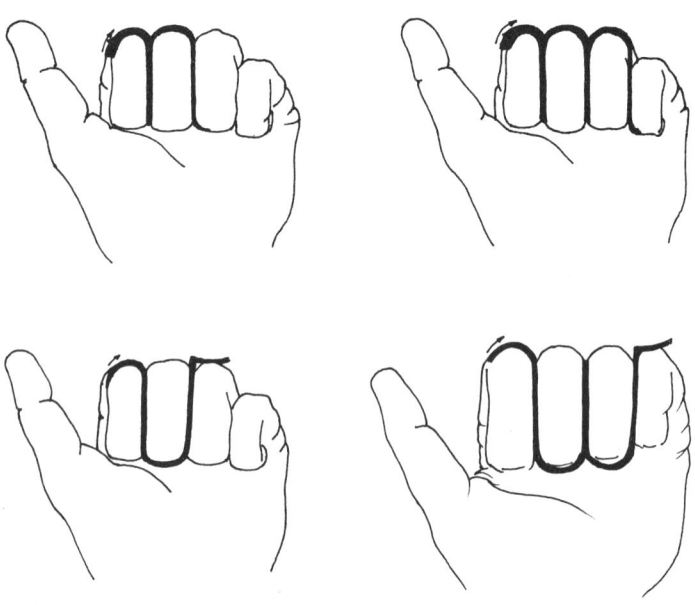

Aus obenstehenden Beispielen ist deutlich zu ersehen, daß die Lehrer immer wieder vor neue Überraschungen gestellt werden. Man wird gezwungen, erfinderisch zu sein und nach Lösungen für die Schwierigkeiten der Kinder zu suchen, die in ihrem I.Q., ihrer Anlage und Entwicklung so verschieden sind. Ein eutonisch gebildeter Lehrer wird durch eigene Beherrschung und durch seine Fähigkeit, über alle möglichen Tonusabstimmungen zu verfügen, versuchen, diese Aufgabe einfühlend, anpassend, regulierend und kreativ zu erfüllen. Er arbeitet nicht nach festgesetzten Schemata und Methoden, sondern für ihn ist jedes Kind eine Herausforderung zur persönlichen Begleitung und Erziehung.

Der Manipulator

Es ist Ihnen vielleicht schon einmal passiert, daß Sie eine schwere Kiste verschieben wollten, und in dem Moment, in dem Sie sie verschoben haben, merkten Sie, daß sie leicht war. Sie verschätzten sich, und das haben Sie deutlich gefühlt.
Ist Ihnen dabei zum Bewußtsein gekommen, daß Sie zum Überwinden der schweren Last eine bestimmte Energie einsetzen wollten, und daß Sie Ihre Kraft bereits darauf eingestellt hatten, bevor Sie die Kiste anfaßten? Sie machten eine kräftige Schiebebewegung, als ob die Kiste schwer wäre. Dabei erfolgte beim Verschieben dieses leichten Gegenstands ein unerwarteter schneller Übergang, oder Sie rutschten in Richtung der Bewegung weg. Hierdurch erschraken Sie, und erst dann wurde Ihnen deutlich, mit welcher Kraft Sie vorgingen.
Ein derartiges Gefühl überfiel mich während einer Schreibstunde, als mir plötzlich bewußt wurde, daß ich einem Kind gegenüber falsch gehandelt hatte; ein Gefühl, das mich einsehen ließ, welch ernsthaften Fehler ich hätte vermeiden können. Wahrscheinlich hätte ich ihn früher, als ich noch nichts von der Eutonie wußte, nicht bemerkt. Die Schüler, die zu uns kommen, haben das erste Schuljahr meistens zweimal durchlaufen. Im pädagogischen Bericht über Rik lesen wir folgendes: »Sein Schreiben ist sehr unbeholfen, es scheint, daß Rik lediglich seinen Namen schreiben kann.« Ich schaue mir an, wie er seinen Namen geschrieben hat und sehe ЯιЯ da stehen.
Meine Besorgtheit, mein Einsatz und auch meine Ungeduld in den Schreibstunden bringen mich manchmal auf einen hohen Tonus, und das kann gelegentlich unangenehme Folgen haben.

Dies war der Fall, als ich in solch einem kritischen Moment meine beiden Hände auf Riks Hand legte, um ihm zu zeigen, wie man Schleifen schreibt. Ich war angespannt und das Kind wurde gezwungen, das mitzuempfinden. Seine Hand verschwand in meinem Griff, um zusammen das Wort »lel«, das er bereits visuell wahrgenommen hatte, jetzt aus dem Gedächtnis zu schreiben. Ich verspürte in seiner Hand eine Schroffheit, ein Gegenwirken und ein gezwungenes Ausrutschen bei den Buchstabenzeichen. Ich entdeckte auf dem Papier Spuren von schweren, dunklen und eingedrückten Linien. Plötzlich wurde mir die Schwere meiner erwachsenen Hände bewußt, deren Gewicht auf der kleinen Kinderhand lag, die eigentlich das Gefühl der präzisen Bewegungen, der Druckgebung und Entspannung hätte spüren sollen. Diese Hand sollte animiert werden, auf die guten Impulse einzugehen, um sich etwas beibringen zu lassen. Einen jungen Vogel, der aus dem Nest gefallen ist und fliegen lernen muß, nimmt man doch auch »vorsichtiger« in die Hände! Ich sah ein, daß ich durch meine Stimmung nicht geschafft hatte, meinen Tonus an diesen Bewegungsapparat anzupassen, mit dem ich schreiben mußte.
Ein Kind beobachtet alles. Es stellt Fragen über die Hautfarbe Ihrer Hand, entdeckt Adern, wundert sich über die kleinen dünnen Streifen in der Hand (die kleinen Falten an den Fingergelenken), reagiert auf die Temperatur Ihrer Hände, achtet auf den Duft der Seife, mit der Sie Ihre Hände gewaschen haben, aber was am allermeisten beeindruckt, ist der Körperkontakt.
Jeder Kontakt mit dem Kind ist und bleibt eine heikle Angelegenheit, vor allem der körperliche Kontakt. Eine leichte Berührung genügt schon, um sich in dieser Empfindung aufgenommen, engagiert oder abgelehnt zu wissen. Entsprechender körperlicher Kontakt zwischen Erwachsenen und dem Kind, eine Form von kinästhetischer Reizung, beeinflußt die Erziehung und die gefühlsmäßige Bindung günstig. Gleichzeitig ist es wichtig, sich dessen bewußt zu sein, daß körperliche Bestrafung von der gleichen Person das Kind sehr schwer treffen kann. In der beiderseitigen Aktion wird durch das Körpergefühl eine gute

Verbindung entwickelt, aber dann werden die negativen Eindrücke bei abweisenden Berührungen auch schärfer, empfindlicher und tiefer als vorher, ja, sie können sich sogar bleibend einprägen.
Das Kind empfängt und sammelt die Eindrücke des Gemütszustandes der Person, die es berührt oder anspricht, es durchfühlt die Person. Wenn ich ungeduldig war, habe ich mich wohl einmal schuldig gemacht, indem ich einem Kind einen kleinen »Klaps« auf den Kopf oder die Schultern gab, um ihm zu zeigen, daß ich böse war oder sein Betragen mißbilligte. Dann bemerkte ich sofort, wie sehr ich das Kind dadurch getroffen hatte. Wenn es sein muß, soll man schon den Finger auf die Wunde legen, aber dann so, daß über den Fehler hinaus Genesung und Freude wachsen können. Ebenso habe ich bemerkt, daß ein kleiner »Klaps« auf den Kopf oder die Schultern mit der Bedeutung »gut gemacht« genügt, um das Kind lächeln zu sehen oder zu erleben, wie es vor Stolz wächst. Ein guter Lehrer weiß, daß sowohl die guten, als auch die weniger guten Einflüsse das Kind durchdringen, und er nimmt die Verantwortung auf sich für das »was« und »wie« er etwas vermittelt. Es ist auffallend, daß bei vielen ehemaligen Schülern, die ich nach Jahren wiedersehe, die ersten Kontakteindrücke sind: »Wer bin ich für Sie, und wer sind Sie für mich gewesen?« – »Was« ich ihnen beigebracht habe ist weniger wichtig. Die Kenntnisse kommen sporadisch wieder in ihre Erinnerung, manchmal während ihrer Arbeit, oder auch wenn sie ihren eigenen Kindern beim Lernen helfen. – »Wer« der Mensch gewesen ist, der sie erzogen und ausgebildet hat, bleibt vor allen Dingen wichtig! Es macht jeden glücklich, wenn man einen Erwachsenen in Erinnerung an seine Kinderjahre über seinen Lehrer sagen hört: »Er (oder sie) mochte mich gern!«
Aus eigenem Empfinden weiß man, daß es schon unter normalen, ruhigen Umständen eine schwere Aufgabe ist, Einsicht und Kontrolle über seinen eigenen Zustand und den der Kinder zu haben und dabei in guter Zusammenarbeit mit den Kollegen zu leben. Nicht alle Tage sind gleich, und für das Kind ist es auch nicht immer der geeignete Augenblick. Wenn ein Kind überhaupt

nicht oder verkehrt reagiert, ist ein anhaltendes, geduldiges oder ungeduldiges Warten auf eine günstige Reaktion in sehr vielen Fällen verlorene Mühe. Wenn es gar nicht geht, ist es besser, gleich aufzuhören und auf eine andere Tätigkeit überzugehen. Dadurch vermeidet man eine nutzlose Energieverschwendung und macht es möglich, eine neue, entspannte Atmosphäre zu schaffen.

Vom Manipulieren der Hand des Kindes sind wir abgeschweift zu dem umfassenden Kontakt zwischen Lehrer und Kind. Das geschah, um die Wichtigkeit dieser Kontakte aufzuzeigen. Kehren wir nun zum Schreiben zurück mit der Frage, ob das Dazwischenkommen eines Manipulators nötig ist.

Das Führen einer Kinderhand ist eine sehr heikle Angelegenheit, nämlich eine Frage des Gefühls, des persönlichen Abtastens, der geübten Körperentwicklung, der Analyse von der Wirkung des digitalen Apparates und eine Tonusanpassung. Meiner persönlichen Empfindung nach ist es die zweckmäßigste Art und Weise, dem Kind das Schreiben beizubringen. Das Kind selbst kann es Ihnen nicht bestätigen, aber diejenigen, die nach zwei Jahren noch nicht schreiben konnten, »schrieben« bereits nach einigen Wochen, nachdem sie Eutonieübungen gemacht hatten, und die Qualität der Schrift war ausgezeichnet!

Das Führen der Hand wurde auch als Experiment bei einer Erwachsenen angewendet, einer Linkshänderin, die mit der rechten Hand schreiben gelernt hatte, und die nun durch einen Unfall die rechte Hand nicht mehr gebrauchen konnte. Sie war gezwungen, mit der linken Hand schreiben zu lernen. Als ich ihre Hand anfaßte und mit meiner rechten Hand die Daumenknochen steuerte, drückte ich mit meiner linken über ihren Handrücken die durch den Daumen verursachte Druckgebung leicht zurück. Sie war begeistert und rief plötzlich: »Das ist mir eine große Hilfe. – Wie machst du das eigentlich?«

In der Klasse verläuft das folgendermaßen:

1. Sebastian nimmt eine kleine, einfarbige Unterlage und legt sie vor sich hin. Er bringt die gebogenen Daumen- und Zeigefingerspitzen zueinander und läßt sie auf der Unterlage ruhen.

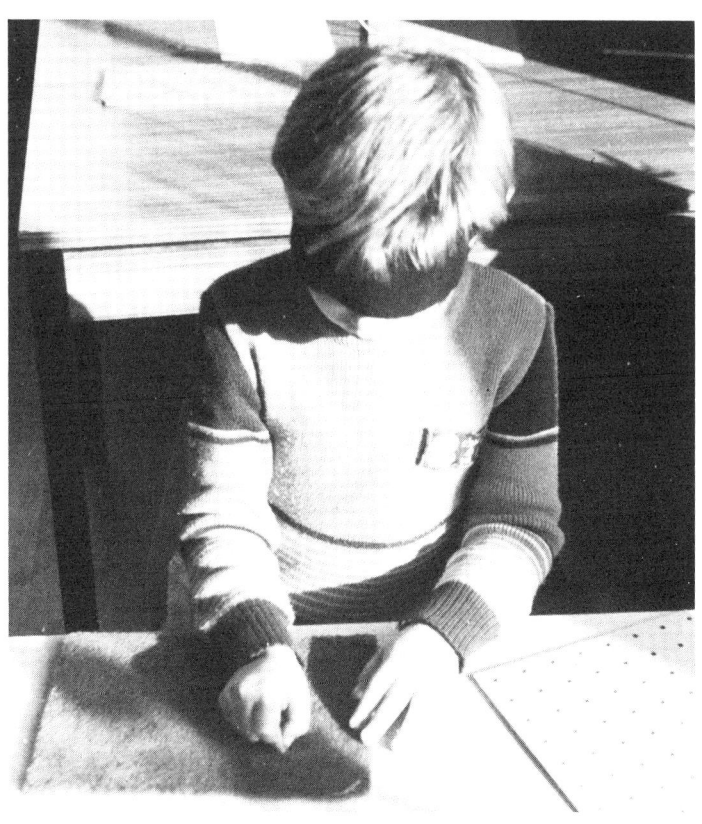

Er streckt den Daumen, beugt ihn wieder, und wiederholt dieses Beugen und Strecken mehrmals (der Zeigefinger folgt passiv). Immer nach außen gerichtet sagt er: »weit – weit.« Dann schreibt er Buchstabenverbindungen und wiederholt rhythmisch: »weit – weit«. Sebastian hilft sich ab und zu, indem er mit dem Zeigefinger der linken Hand auf das Gelenk des sich bewegenden Daumens drückt.
2. Sebastian verbindet sich die Augen, die Lehrerin nimmt Sebastians Hand und sie schreiben zusammen.
3. Sebastian schreibt mit dem Finger der Lehrerin, die ebenfalls die Augen schließt und sich auf die Bewegungen konzentriert.

4. Sebastian nimmt seinen Bleistift und ein weißes Zeichenblatt, legt die Bleistiftspitze auf das Papier, schiebt das Tuch vor die Augen und schreibt die Buchstabenverbindungen; dann kontrolliert er.
5. Sebastian schreibt ohne Augenbinde weiter.

Durch gegenseitiges Schreiben mit der Hand des anderen erhält man die deutlichsten Informationen. *Mit der Hand des Kindes schreiben* gibt Ihnen Auskunft darüber, ob die Hand schwer ist, ob sie sicher ist oder nicht, und welche Aktivitäten in den Fingern sitzen. Sie lernen das Temperament kennen – das Tempo – von dem die Impulse ausgehen und wohin sie gehen, die Fähigkeit oder Unfähigkeit, die Kräfte zu verstärken oder auf ein Minimum zurückzubringen, das Lenken und das Zurückhalten. Manchmal fühlen Sie plötzlich die Kraft, mit der ein Arm sich ausstrecken will, aufkommen, oder es fällt Ihnen eine unnütze Bewegung in den Schultern auf. Sie sind überrascht, daß die Kinder den ganzen Körper in Bewegung setzen, um den Buchstaben »d« zu schreiben, und zwar in dem Moment, in dem die runde Bewegung in das Auslaufen des Striches, der kaum 5 mm lang ist, nach oben übergeht. Man kann es sich kaum vorstellen, daß diese nach oben laufende Bewegung eine solche Anstrengung erfordert. In Wirklichkeit handelt es sich nur um die auslaufende Bewegung von einem ausgebeulten »o«. Auf diese Weise wird mir bewußt, wie viele vielschichtige Handlungen beim Schreiben vorkommen.

Das Zuschauen beim *Schreiben mit der Hand der Lehrerin* ist ebenso eine Informationsquelle für das Kind.

Das »blind« Schreiben ist außergewöhnlich interessant. Der Kontakt mit einem Widerstand, mit oder ohne Bleistift, prägt sich deutlich ein. Das Kind ist neugierig zu sehen, was es geschrieben hat. Über das Ergebnis wundern wir uns immer wieder. Das Kind schaut und ruft: »Oh, sieh mal, wie schön!« – »Das tu ich nochmal!«, und schnell schiebt es das Tuch wieder vor die Augen und konzentriert sich von neuem auf die Schreibarbeit. Alle Buchstaben sind gut geformt, stehen in genormten Beziehungen zueinander und das auf einem unlinierten Blatt. Es ist unglaublich! Da wir wissen, daß das Schreiben durch viele kurz aufeinanderfolgende Mikrobewegungen mit den Fingern geschieht, spornen wir die Kinder an mit den Worten: »Laßt eure Finger leben!«

Wer nachts plötzlich aufkommende Ideen aufschreiben will und kein Licht machen möchte, dem rate ich, eine Büroklammer an die linke Seite des Blattes zu stecken, die man jedesmal weit genug nach unten schiebt, um damit den Anfangspunkt für eine neue Zeile anzudeuten. Hier kommt die Bleistiftspitze zur Ruhe, und man beginnt von neuem tastend zu schreiben, achtet aber genau auf die Beziehung der Buchstaben zueinander. Die Augen können geschlossen bleiben. Wahrscheinlich findet man am nächsten Morgen seine Ideen deutlich leserlich wieder.

Das Manipulieren und Führen der Hand ist also notwendig, weil es einerseits der Lehrerin Auskünfte über die Schreibverfassung des Schülers verschafft und andererseits eine Unterstützung für den Schüler bedeutet. Es ist jedoch von größter Wichtigkeit, daß beide, der Lehrer und der Schüler, die Wahrnehmungen und Bewegungen gut beobachten.

Grundformen und Verbindungen beim Schreiben

Die Norm ist: »*weit weg schreiben*«.

Schreibformen sind keine Buchstaben, sondern Bewegungsformen, die das flüssige Schreiben der Buchstaben vorbereiten.

Die ausgewählten Grundformen sind von unmittelbarem Nutzen beim Erlernen der Buchstaben und Verbindungen unserer Sprache. Diese Grundformen und die systematische Reihenfolge beruhen auf:

1. dem Anfangspunkt ⎫ die Buchstabentypen be-
2. der Bewegung   ⎭ treffend
3. der Feststellung des benötigten Raumes für jeden Buchstaben ⎫ die Verbindung betref-
4. der deutlichen Abgrenzung ⎭ fend

Die erste Grundform ist »*lll*« (daraus entsteht der Buchstabe »l«).
1. Dieser Buchstabe beginnt auf der Grundlinie;
2. Er führt besonders »weit« vom Körper weg;
3. In der wiederholenden Verbindung nimmt jeder Buchstabe den gleichen Platz ein;
4. Der Buchstabe bleibt erkennbar.

Aus »*lll*« entstehen auch noch: e, ee, i, ie, u, uu, eu, t, b, h, k, f. Einige Verbindungen sind: lel, tel, let.

Eine abgeleitete Form vom i oder von der Zahl l ist j, dann folgt y; das s beginnt wie das i, man geht ein wenig zurück und dreht von rechts nach links ab: *s ssss*

Die erste Grundform wird oft »eingeschliffen«, und man greift häufig wieder darauf zurück, auch bei Fortgeschrittenen.

Die zweite Grundform ist »*cccc*« (hieraus entstehen die Buchstaben »c« und »o«).
1. Wir nehmen an, daß wir das c in ein Quadrat setzen, dann beginnt der Ausgangspunkt etwas niedriger als die rechte obere Ecke des für den Buchstaben angewiesenen Raumes; ▢
2. Der Buchstabe hat im Bogen eine entfernende Bewegung nach oben, entfernt sich nach links und holt (mit einem Schwung) nach rechts aus;
3. Der Buchstabe c nimmt in der wiederholenden Verbindung den gleichen Platz ein;
4. Der Buchstabe bleibt erkennbar.

Aus »c« entsteht: o, a, d, g, q, *o, a, d, g, q*

Der Startpunkt vom »c« wird auf einem mit Daumen und Zeigefinger der linken Hand gemachten »c« wahrgenommen (die Hand liegt in der Verlängerung des Unterarmes).

Einige Verbindungen sind: de, das, ga, al, los, la.

Die Verbindung «oo» ist besonders schwierig und wird extra eingeübt.

Die dritte Grundform ist »nn« *nn* daraus entsteht der Buchstabe »n«.

(handwriting samples)

Die drei Grundformen – abgeleitete Formen und einige Verbindungen

1. Wir nehmen an, daß wir das »n« in ein kleines Viereck schreiben, dann liegt der Anfangspunkt etwas tiefer als die linke obere Ecke des dafür bestimmten Raumes; ⌑
2. Der Buchstabe macht in dem Bogen eine sich entfernende Bewegung nach rechts, (ein kleiner Hügel oder der Griff eines Spazierstockes), die in einen Stock nach unten ausläuft, aus dem aufwärts eine neue entfernende Bewegung nach rechts beginnt, genau so hoch wie der erste kleine Hügel, und dann unten mit einem »weg« nach rechts endet, fertig für eine neue Verbindung.
3. In der wiederholenden Verbindung nimmt jeder Buchstabe den gleichen Platz ein.
4. Für Anfänger gibt es dennoch eine doppelte Schwierigkeit wegen des visuellen Unterschiedes der Anzahl der Beinchen:

a.) sie ziehen die Verbindungslinie nn auseinander, um »n« deutlich zu trennen.

b.) hat der vorhergehende oder nächste Buchstabe Beinchen, wie z.B. i, u, so ist die Begrenzung von n oder m weniger deutlich, wie z.B. bei: in, min.

Beim Schreibenlernen kommt zuerst »an« und dann »in«, zuerst »na« und dann »nu«. an in na nu
Aus »n« entsteht »m«. Mit dem gleichen Anfangspunkt wie beim »n« beginnt man v *v* und w *w*. Auch die Bewegung in diesen Buchstaben »fliegt« weg. Der Buchstabe p wird wie eine lange Zahl 1*p* geformt, man geht zurück, und das letzte Beinchen vom »n« kommt beinahe oben rechts an den Stock. Der Anfang der Buchstaben r und z ist wie beim »n«, nach »dem Hügelchen« kommt »ein kleines Tal«. *r z*
Einige Verbindungen, ze, zy, ras, ren, we, ve.

Die Kinder beginnen *vom Großformat zum Kleinformat, auf unliniertem Papier* zu schreiben, und zwar mit den richtigen Buchstabenverhältnissen in den Verbindungen zwischen den Buchstaben. Nach längerem Üben schreiben sie in ein Heft mit *einer* Linie. Dann müssen sie das Schreiben schon gut beherrschen, um die Enttäuschung zu vermeiden, die mir passierte.

Else hatte eine schöne, fließende Handschrift erworben, aber, als sie auf liniertes Papier schrieb, sah ich enttäuscht, daß sie ihre Schrift, gewissenhaft wie sie war, durch den Einfluß der Linie umformte. Eine Abgrenzung ist nötig wegen des parallelen Zeilenverlaufs, aber *eine* Linie genügt: Sie sehen ja, wie schön gleichmäßig und waagerecht die Kinder auf das Zeichenblatt schreiben, auch mit verbundenen Augen.

Es gibt drei Verhältnisse in der fließenden Schrift. Es ist erstaunlich zu sehen, wie das Auge diese genau berechnet und die Genauigkeit der Motorik sich dadurch anpaßt. Die Kinder können sehr präzise arbeiten, wenn sie merken, daß die Lehrerin das schön findet, und sie außerdem durch ihren Ehrgeiz »schön« schreiben zu können, stimuliert werden. Es kommt sehr häufig vor, daß die Schüler spontan und freudig rufen: »Ach, wie schön!« und die genaue Arbeit erkennen und darauf zeigen.

Hannes Schrift aus seiner vorigen Schule im Juni 1978 und ein Jahr später in unserer Sonderschule.

Der eigene und persönliche Ausdruck der Handschrift wird durch das Erlernen der Handschrift auf eutonischem Wege nicht beeinträchtigt. Das ist von Anfang an ganz deutlich zu beobachten. Bei dieser Art Schreiben zu lernen spielt es eine Rolle, ob man über die Totalität der Person verfügen kann, man muß ihre Natur berücksichtigen und die Eigenheit jeder Abstufung in der Motorik. Im Anfangsstadium ist es normal, daß beim Lesen- und Schreibenlernen die Fortschritte beim Schreiben denen beim Lesen nicht folgen können, und umgekehrt. Wenn es das Lesen schneller lernt, dann darf man diesen Prozeß nicht aufhalten, weil das Kind es noch nicht schreiben kann. In einem fortgeschrittenen Stadium gehen Lesen und Schreiben allmählich Hand in Hand, so daß sich beides gegenseitig unterstützt. Zu Beginn handelt es sich mehr um getrennte Funktionen, die sich allmählich gegenseitig unterordnen. Diese funktionelle Unterordnung oder Verschmelzung kann man nicht sofort erwarten.

Wir hoffen, daß wir Ihnen zeigen konnten, daß bei diesen Kindern eine große Entwicklung stattgefunden hat. Einige Kinder schrieben, als sie zu uns kamen, so kritzelig und verkrampft, sie machten eigenartige Umwege beim Formen der Buchstaben und Zahlen, daß es beinahe unmöglich erschien, sie zu einer schönen und flüssigen Handschrift zu bringen.

4. Welches Material wird in der Eutonie verwendet?

In den vorausgegangenen Kapiteln wurden die Grundbegriffe der Eutonie und ihre Anwendungsmöglichkeiten im Unterricht behandelt. Ab und zu wurde über den Gebrauch des Materials gesprochen. In diesem letzten Kapitel möchten wir zuerst über die Bedeutung des »Mobiliars« in bezug auf das Schreiben und die Möglichkeiten, die ein Kastanienkissen bietet, sprechen, und zum Schluß ein zusammengefaßtes Verzeichnis über das didaktische Material, das während der Unterrichtsstunden gebraucht werden kann, hinzufügen.

Die Bedeutung des »Mobiliars« beim Schreiben

In einer Schreibstunde sehen wir uns an, ob die Möbel stabil und an die Körpergröße des Schülers angepaßt sind. Das ist wichtig für eine gute Schreibhaltung. Wir kontrollieren den Abstand zwischen der Sitzfläche und der Tischoberfläche sowie der Sitzfläche und dem Fußboden. Wir passen ihn nötigenfalls an, indem wir auf den Sitz einige Matten (kleine Teppichstücke), legen. Hierdurch wird oft die Form des Sitzplatzes verbessert, der den nötigen Widerstand für die Sitzbeinhöcker bieten muß. Ist der Abstand zum Fußboden zu groß, dann legen wir einen Holzblock unter die Füße. Die Fußsohlen müssen vollständig ruhen können, ebenso die Oberschenkel.
Die Oberschenkel neigen etwas nach unten, etwa 6°, so daß die Leisten etwas höher als die Knie liegen, und die Schüler etwas mehr vor, als hinter den Sitzbeinhöckern sitzen.

Wenn beim Schreiben die Buchstabenform über der Grundlinie hängen bleibt, anstatt darauf zu stehen, sagen wir: »Schreibe bis auf die Linie, deine Füße stehen doch auch auf dem Block!« Dieser Vergleich ruft eine kinästhetische Empfindung hervor und wirkt sich günstig auf die gewünschte Motorik aus: die Arbeit verläuft genauer.

Die Vorteile des Kastanienkissens gegenüber dem Ball

Wir wissen, daß manche Kinder Wurf- und Fangschwierigkeiten haben, wodurch sie sich beim Umgang mit dem Ball unsicher fühlen. Es ist oft schwierig, einen Ball *weit weg* zu werfen. Die Versuche, die ein Kind unternimmt, um einen Ball aus der Hand zu bekommen, sind oft sehr ulkig: wo und wann er hinfallen wird ist Zufall. An den Bewegungen der Arme können wir meistens bereits sehen, daß der Ball nicht weit kommen wird oder in die falsche Richtung fliegt. Der Ball fliegt und man sieht, wie die Arme allerlei Hilfsbewegungen machen, z. B. die Hände über dem Kopf falten, um ihn dadurch länger fliegen zu lassen und ihn ein bißchen weiter weg zu spielen.
Das Weitwegwerfen von Kastanien hat mehr Erfolg. Es genügt schon, das Kissen mit *einer* Kastanie zwischen den Fingern festzuhalten, es an der anderen Hand hängen zu lassen und durch sein Eigengewicht in eine schwingende Bewegung zu bringen. Das nach unten baumelnde Kissen wird gleichsam aus der Hand zum Boden gezogen. Dies erzeugt den Wunsch, die Kastanien loszulassen und das Resultat ist, daß das Kissen weit weg fliegt. Das kann man sowohl mit dem Handballen nach oben als auch nach unten gerichtet machen.
Hat der Arm einmal die richtige Bewegung erfahren, so hat der Körper genug Antrieb, um die gleiche Bewegung beim Weitwegwerfen eines Balles zu benutzen.
Wenn man einem Kind einen Ball zuwirft, fühlt es sich bedroht: meistens erschrickt es, wenn der Ball unerwartet ankommt. Es

geht alles so schnell und für das Kind kommt der Ball immer zu früh an. Es hat keine Zeit, sich ruhig auf den Ball vorzubereiten, es wird unruhig und gehetzt. Durch die Vorstellung, daß es den Ball fangen muß, kommt es in Streß und bekommt Angst zu versagen, weil es oft erlebt hat, daß ihm der Ball aus den Händen entglitt. Anstatt den Ball zu fangen, gibt das Kind ihm einen unglücklichen Stoß, er fliegt in eine ungewünschte Richtung und rollt weg. Es ist ärgerlich, den Ball immer wieder suchen zu müssen. Hätte das Kind die Greifweite der Hand auf das Volumen des Balles abstimmen müssen? Hätte es die Hände schneller schließen müssen? Wie dem auch sei, es ist eine Tatsache, daß der federnde Ball aus der Hand gleitet bzw. eine unbeabsichtigte Richtung erhält.

Das Kind hat bessere Chancen, wenn es mit einem Kastanienkissen werfen muß. Solch ein Kissen ist gewöhnlich leichter zu werfen als ein Ball. Normalerweise bekommt das Kind keinen

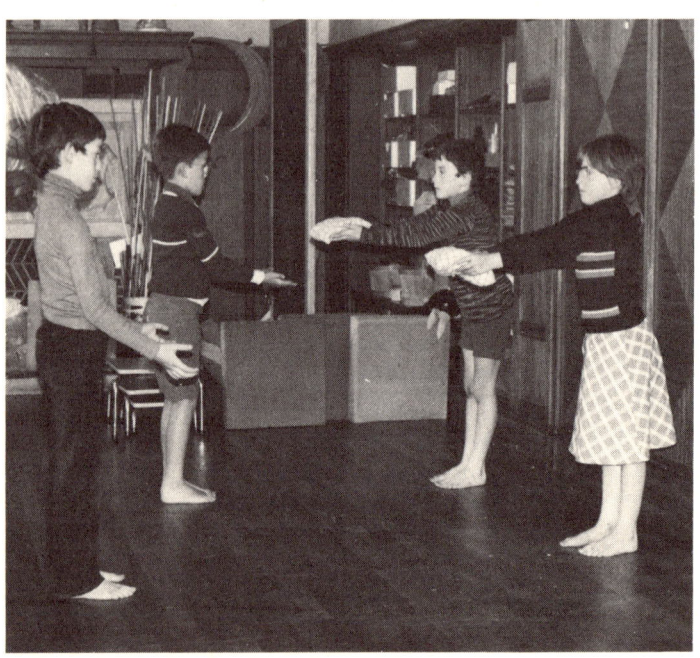

Schrecken, wenn ihm das Kastanienkissen entgegenkommt, trotz des Volumens und des Gewichtes. Es greift danach, krallt hinein und klemmt seine Finger um die Kastanien. Es hat einen *Halt* an ihm. Man kann mehrere Kastanien aus dem Kissen fangen, es ist nicht nötig, die Handöffnung auf eine bestimmte Größe einzustellen. Die Hand greift hinein, es macht nichts aus wohin, mit gespreizten oder geschlossenen Fingern. Sie greift soviel sie greifen kann – eine, zwei, drei oder mehr – je nachdem, ob sie schnell auf die taktilen und kinästhetischen Empfindungen reagiert. Achten wir hierbei auf die Kraft des Griffs, mit der die Hand dem Gewicht des Kissens Widerstand bietet. Sie lädt dazu ein, noch mehr zwischen die Finger zu klemmen, ja, sich daran festzuklammern. Sollte das Kissen trotzdem fallen, so bleibt es auf der Stelle liegen und man kann es sofort aufheben. Und das ist nicht so entmutigend und unterbricht auch den Rhythmus des Spieles weniger. Es gibt Kinder, für die das Werfen und Fangen von Kastanienkissen noch zu schwer ist. Man kann dann damit beginnen, die Kissen auf den Boden fallen zu lassen, oder sie über den Fußboden zu schieben. Dies läßt man mit einem »langen Arm« ausführen, d. h. mit einer Bewegung »nach außen«. Man kann auch einen Auftrag geben: z. B. einen Block wegzudrücken, oder das Kissen ganz langsam an einen Block herangleiten zu lassen; eine Art »jeu de boules« (Boccia).

In einer weiteren Phase kann man zwischen zwei Partnern, die sich mit kleinem Abstand gegenübersitzen, ein Kissen gegenseitig zuschieben und empfangen lassen. Abstand und Geschwindigkeit können angepaßt werden. Der Umgang mit Kastanien, indem man sie z. B. greifen, fallen, schieben, werfen oder fangen läßt, und noch vieles mehr, ist eine nützliche Vorübung. Sie regen den Tastsinn an, fördern den Kontakt, das Zusammenspiel von Schwingen und Loslassen, Wegwerfen und Greifen.

Eine Aufzählung des angewandten Materials

Die Eutonie nutzt die Qualität des Materials aus. Diese Qualitäten sind sehr unterschiedlich. So kann sich der eine Gegenstand hart und kalt anfühlen, während der andere elastisch und warm ist. Manche Dinge sind beim Benennen der einzelnen Körperteile gut zu verwenden, andere fördern die Entspannung. Wir werden uns hier jedoch mit einer Aufzählung des didaktischen Materials begnügen, das wir in unseren Unterrichtsstunden häufiger verwenden. Um eine gute Übersicht zu erhalten, besprechen wir zunächst den Übungsraum, dann das Material, das für jeden einzelnen Schüler zur Verfügung steht, dann den übrigen Vorrat.

Der Übungsraum
Der Unterricht findet in einem Raum statt, der 10 m lang und 4,30 m breit ist. Er hat einen Parkettfußboden. Die untere Hälfte der Wände ist aus Holz mit eingelegten Rautenmotiven, die obere

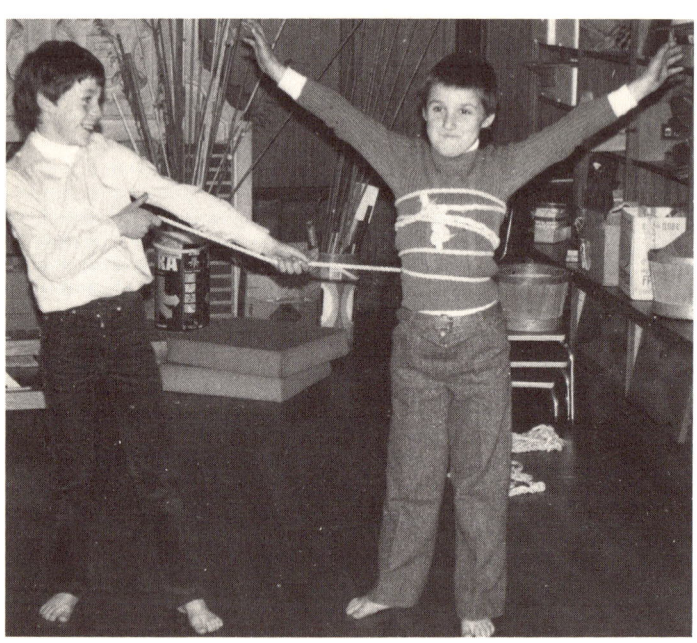

ist angestrichen. Eichenbalken stützen die Holzdecke. Das Mobiliar besteht aus einem großen, beweglichen Spiegel mit einer Tafel an der Rückseite, kleinen Tischen, Hockern, Pulten, einer Schwebebank und einem Waschbecken.

Das individuelle Material
Das nun folgende Schema zeigt eine Aufzählung des Materials, das für jeden Schüler persönlich zur Verfügung steht. Das Verzeichnis ist so aufgestellt, daß man außer der Art des Materials, die Zielsetzungen in der Eutonie leicht zurückfinden kann. Über den Inhalt dieser Begriffe wird nichts weiter gesagt, da das bereits besprochen wurde. Das aufgeführte Material wird gebraucht als Pufferzone bei gezielten oder allgemeinen, den Tastsinn betreffenden bzw. kinästhetischen Wahrnehmungen, oder als Hilfsmittel für Kraft-, Richtungs- und Sinngebung.

Ziel	Art
Entspannung	Eine Schaumgummiunterlage, in einem Bezug aus Baumwollstoff
Unterstützung und Erweiterung des Körpergefühls	Tennisbälle Bambusstöcke Kleine Kastanienkissen Stoffpuppen Gummipuppen (mit beweglichen Gliedmaßen) Puppen aus Karton Miniaturskelett Bierdeckel Kleine Teppichstücke in verschiedener Größe, die man auf oder unter die einzelnen Körperteile legen kann
»Toucher«	Wasser Sand

»Kontakt«	Allerlei natürliche Stoffe: Wolle, Leder, Pelz... Tennisbälle – Kastanien – Bambus Verkleidungsstücke Flaschen Töpfchen und Gefäße mit Deckel Bleistiftspitzer
Tonusregulierung	Leichtes und schweres Material Kleine lederne Sandsäckchen Messer Kegelspiel Miniaturgolfspiel Federballspiel
»Repousser«	Stücke aus Schaumgummi Schwämme – Radiergummis – Bleistiftspitzer Fahrradpumpe Holzblöcke Tennisbälle Wattebäusche Murmeln Körbe Gummibänder Türklinken Schiebetür (ohne Griff)
Körperinnenraum	Bunte Tücher (zum Zudecken von einzelnen Körperteilen oder des ganzen Körpers) Augenbinden Kastanien Bambusstöcke Tennisbälle

Körperaußenraum	Schiebe- und Wurfmaterial
	Tennisschläger
	Reifen
	Ringe
	Lange, schmale Matten um Wege anzulegen
	Aufgerolltes Band aus Jutestoff
	Elastische, weiße Kordeln
	Abgrenzungsmaterial (Spielhaus aus hartem Karton, Schachteln, Zelt, Stöcke)
	Bambusstöcke
»Sich-Fallenlassen«	Tuch, Decken oder Hängematte
	Große Bälle (siehe Foto S. 39)
Streckreflex	Holzblöcke
Gleichgewicht, Stabilität	Balancierscheiben auf einem abgerundeten Kreisel (siehe Foto S. 68)
	Riemen aus Jute
	Kleine Tischchen in verschiedener Höhe, um eine Treppe zu bauen (siehe Foto S. 20)
	Rutschfeste Matten
	Schwebebank
	Eisenstäbe
Verlängerung	Spitze Hüte
	Lange Papiernasen
	Lange Finger aus Zeichenpapier
	Vogelköpfe aus Stoff
	Fernglas
	Gummibänder
	Bambusstöcke

Das lose Material
Unter losem Material verstehen wir das Material, das in großem Vorrat vorhanden ist, wie z. B.:
Keulen, Bambusstöcke in verschiedener Länge und Dicke, durchgesägte Besenstiele. Stöckchen mit Fähnchen, Windmühlen oder langen Bändern.
Kleine Bretter mit Löchern, Bindfäden und Schuhriemen.
Holzbretter (25 × 15 cm) mit Nägeln und Gummibändern, mit Mustern und Relief.
Ein Dreieck (1 qm) durchlöchert im Abstand von 10 cm, verziert mit Steckperlen und Gummibändern und Bindfäden.
Knetmaterial: Plastilin und Ton. Material zum Malen: feine und dicke Pinsel, Radiergummis, Bleistifte.
Haushaltsgeräte: Scheuerlappen, Körbe, Messer, Teigrolle, Gummihandschuhe, verschließbare Koffer.
Baumaterial: Legosteine, Holzblöcke, Schachteln aus Karton, Chenillegarn, Tür (mit Klinke und Schloß).
Schwimmreifen, Hula-Hoop-Reifen, Reifen mit Vertiefung (für das Durchlaufen eines Balls).
Eine Anzahl flacher Ringe aus Karton (eine Scheibe mit einem Durchmesser von 40 cm, geschnitten in verschiedenen konzentrischen Ringen, von je 2 cm Breite, siehe Foto S. 78).
Allerlei Fahrzeuge.
Schlagzeug, Handtrommeln, Holzblöckchen, kurze, dicke Bambusstöcke.
Übungskreisel (eine kleine hölzerne Halbkugel mit einer gummibelegten Holzscheibe, siehe Foto S. 68).
Vollständigkeitshalber geben wir Ihnen noch einige Maße an: Holzblöcke oder im Durchmesser durchgesägte Baumstämme (Länge 80 cm, platte Breite 30,5 cm, Höhe 20 cm), Juteriemen (150 cm lang, 10 cm breit).
Wichtig ist, folgendes nicht zu vergessen: Wir müssen von der ersten Berührung an lernen, uns unsere taktilen Wahrnehmungen bewußt zu machen und diese beim Gebrauch des Materials anzuwenden. Das vereinfacht die Bewegung und ermöglicht uns einen besseren Bezug, das »dabei sein«.

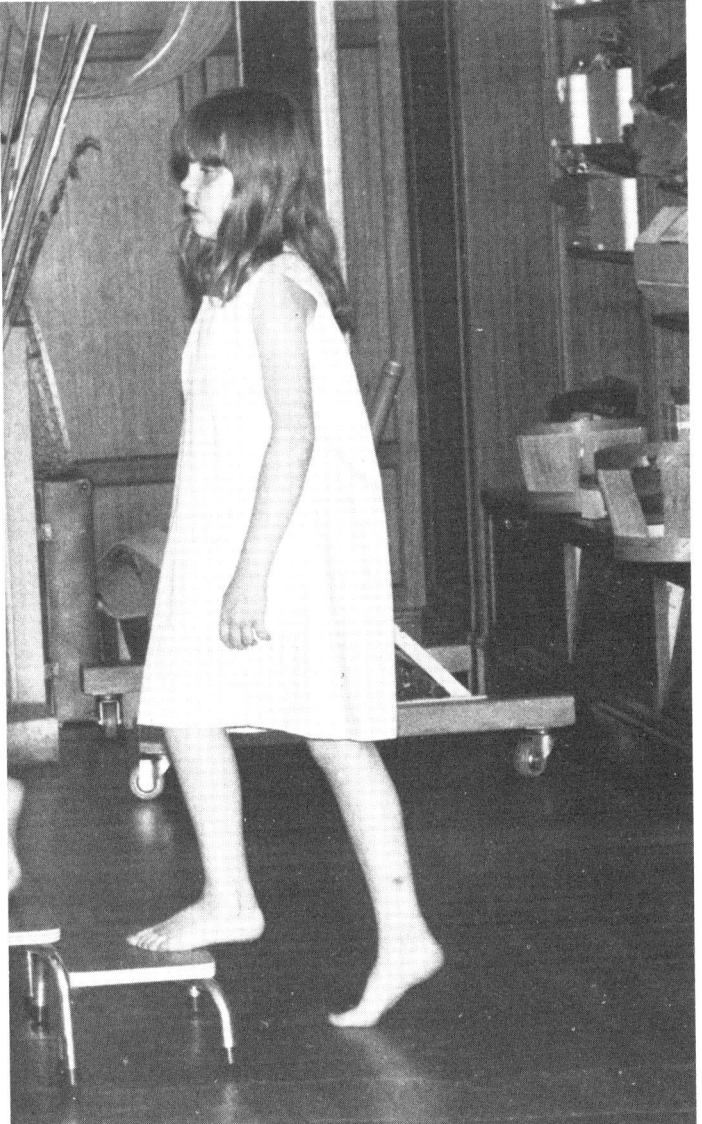

Schlußwort

Frau Alexander hat die Eutonie auch bei der Erziehung im Kindergarten angewandt und dabei viele positive Erfahrungen gemacht. Sie gründete später eine »Internationale Gruppe«, die aus einer kleinen Anzahl ausgesuchter Teilnehmer besteht. Sie wählte hierzu u. a. Personen aus, die sich mit kleinen Kindern beschäftigten, weil sie von der Bedeutung der Anwendungsmöglichkeiten der Eutonie in der Erziehung überzeugt ist.

In diesem Buch, das sich auf eine Studie stützt, die als Examensarbeit zur Erlangung des Zeugnisses einer Eutonielehrerin gemacht wurde, versuchte ich, eine Antwort auf die Frage zu geben, ob die Eutonie einen positiven Beitrag im Unterricht und in der Erziehung der Kinder in der Sonderschule liefern kann.

Es ist unmöglich, den Einfluß der Eutonie zu messen, weil sie nicht zu trennen ist vom allgemeinen täglichen Geschehen. Es ist außerdem so, daß eine Lehrkraft nicht den Abstand von ihrer täglichen Arbeit hat, um kleine Erfolge messen zu können. Es passiert öfter, daß sich erst zu Anfang des nächsten Schuljahres zeigt, welcher Weg zurückgelegt wurde, nämlich dann, wenn sie vor neuen Kindern steht, mit denen sie von neuem beginnen muß! Prüfungen über Schulfortschritte liefern hierbei ein quantitatives Fortschrittsergebnis, aber für eine qualitative Bewertung genügen sie nicht.

Ich habe versucht, deutlich zu machen, wie ich die Eutonie im Klassengeschehen sehe, indem ich ihren Sinn, ihre Bedeutung und Anwendung näher beleuchtet habe. Es lag nicht in meiner Absicht, alle gesammelten Ergebnisse anzuführen, wohl aber die Methode und Anwendung der eutonischen Grundbegriffe an Hand von Beispielen zu illustrieren. Ich habe gleichzeitig eine Inventarliste von dem verwendeten Material aufgestellt, wobei ich besonders darauf achtete, in welchem Maße es gebraucht wird.

Das Schreiben nahm einen wichtigen Platz ein. Ich habe sowohl die indirekten als auch die direkten Vorbereitungen erläutert. Wenn es sich um das Schreiben selbst handelte, habe ich auf den Bewegungsablauf und die Schwierigkeitsgrade hingewiesen, auf die fließende Linie, auf die Elastizität und auf die Qualität. Obwohl das Rechnen, Lesen und die Sprachlehre nicht ausdrücklich besprochen worden sind, hoffe ich doch, daß die aufgeführten Beispiele und Erläuterungen genügen, um zu begreifen, daß die Eutonie auch auf diesen Gebieten große Dienste leisten kann. Ich glaube, daß die Eutonie der ganzen Persönlichkeit zugute kommt.

Eutonie üben heißt eine neue Welt erobern, sie gibt uns einen Blick für ungeahnte Perspektiven. Mit neuen Augen beschaut der Eutonist seine eigenen Kinder. Ich hoffe, daß diejenigen, die Eutonie auf irgendeine Weise kennenlernen, neue Entdeckungen machen in ihrem eigenen Leben und im Leben anderer.

Ich habe zeigen wollen, daß durch das Bemerken einer Gebärde oder eines Lächelns, oder indem man nach einem Laut, einem Wort oder einem Ausdruck eines Kindes lauscht, unausgesprochene Wünsche und Fragen zu ergründen sucht, den Schmerz eines Kindes oder die Reinheit eines Kindes zu erleben, Verständigungen und Verbindungen entstehen, wodurch wir dem Kind auf Grund seines und unseres natürlichen Verhaltens helfen können.

Wir haben gesehen, daß das Aufnahme- und Verarbeitungsvermögen unserer Kinder träge und wenig standhaft ist und auf einem niedrigeren Niveau liegt als in der normalen Schule. Dieser geringeren Leistungsfähigkeit sollte man aber nicht so sehr mit einem langsameren Tempo begegnen, sondern muß sie auf eine ganz andere Weise anpacken.

Ich bin dankbar und froh, daß ich mit den lieben, wenngleich manchmal auch anstrengenden Kindern und mit verständnisvollen Kollegen auf einem Erziehungsgebiet arbeiten darf, wo es möglich ist, neue Initiative zu entfalten und zu entwickeln. Es ist ein befreiendes Gefühl zu erfahren, daß dies alles, zusammen mit dem schmerzlichen Unverständnis und den Schwierigkeiten, einen fruchtbaren Boden für »neues Leben« bildet. Wenn wir selbst in unserem Handeln und Tun frei sind, lebt das Kind in einer unbefangenen Erziehungsatmosphäre, wird es aktiviert und kann in der Bewegung teilnehmen an dem »neuen Weg« des schöpferischen Menschen.

Das Kreative, das potentiell in der Eutonieerfahrung und in der Einstellung zu ihr anwesend ist, hilft nicht nur für kurze Zeit, sondern wird für die, die praktisch mit der Eutonie arbeiten, zu einem bleibenden Besitz für die Zukunft, wodurch auch sie sich durch eigene therapeutische Mittel und Wege helfen können, wenn es nötig ist.

Helfen wir uns, inmitten des gehetzten Lebens Ruhe zu finden, so daß wir Menschen unsere Kreativität frei zur Entfaltung bringen und unsere Persönlichkeit entwickeln können.

Literatur

Alexander, Gerda: Die Lehre von der Entspannung und Eutonie. Eutonie. Haltung und Bewegung in psychosomatischer Sicht. Vierzehn ausgewählte Beiträge. Ulm 1964, S. 36–68

Alexander, Gerda: Die Bedeutung der Körperbildschulung für Gymnastik und Allgemeinerziehung. Sonderdruck aus Atem. Die Zeitschrift für Atempflege – Massage – Entspannung – Moderne Gymnastik, Heft 2/3. Bad Homburg 1968

Alexander, Gerda: Eutonie. Ein Weg der körperlichen Selbsterfahrung. München 1976

Alexander, Gerda: Le Corps retrouvé par l'Eutonie. Guérir par son image. L'Eutonie. Tehon 1977, S. 221

Digelmann, Denise: L'Eutonie de Gerda Alexander. Paris 1971, S. 135

Istace, Benoit: Psycho-Motricité – Eutonie. Liège 1973, S. 139

Pierre, Yves: Eutonie – Pédagogie de la Relaxation de Gerda Alexander. Mémoire présenté en vue de l'obtention du grade de Licensié en Education Physique. Université Catholique de Louvain 1970

Ross, Mitchel: Het nationaal werk voor Kinderwelzijn. Het Kind. Brüssel 1978

Schenk, V. W. D. & Korndörffer, Anke B.: Lees- en schrijfstoornissen bij kinderen. Genese, symptomatologie en behandeling van dyslexie en verwandte aandoeningen. Groningen 1966

Van der Hout, C. G.: De lateralisatie in verband met ruimtelijke oriëntatie, in: Kleuterwereld, Ijmuiden, Vermande Zonen 1971

Weiterführende Literatur

Carr, Rachel: Bewegungsspiele und Yoga mit Kindern. München 1982

Eggert, Dietrich & Kiphard, Ernst J.: Die Bedeutung der Motorik für die Entwicklung normaler und behinderter Kinder. Schorndorf 1980[4]

Glaser, Volkmar: Eutonie. Das Verhaltensmuster menschlichen Wohlbefindens. Lehr- und Übungsbuch für Psychotonik. Heidelberg 1980

Kiphard, Ernst: Leibesübung als Therapie. Bewegungspädagogische und heilpädagogische Grundlagen. Gütersloh 1980[3]

Kjellrup, Mariann: Bewußt mit dem Körper leben. Spannungsausgleich durch Eutonie. München 1981[2]